陆 瘦 燕 朱 汝 功 针 灸 集 成

陆瘦燕朱汝功论针灸
辨证论治

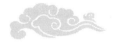

陆瘦燕　朱汝功　著

陆焱垚　王佐良　席时召　整理

U0188100

上海科学技术出版社

内 容 提 要

　　本书是"陆瘦燕朱汝功针灸集成"丛书中的一本。书中收集了陆瘦燕、朱汝功二位大师在 20 世纪五六十年代及朱汝功在"文革"后发表在杂志上的相关论文,以及他们为第 1 届西学中研究生班的学员及进修医师等所撰写的讲稿。本书还阐述了切诊在针灸临床的应用、针灸的辨证论治程序及处方配穴原则,有理论的阐发,也有他们亲身的体会,更有对一些疾病的专文讨论,介绍他们的治疗方法和疗效总结观察,内容丰富,充分体现了二位大师的诊疗特色。

　　书中还附载有《标幽赋》集注评述一文。原赋文幽隐玄奥,各家注释亦仁智互见,每使学者无所适从,不知孰是孰非,因此他们研究整理中医古籍,结合自己的经验体会对《标幽赋》各家注释加以评述,使后学者对此赋能有一个较全面的认识,是不可多得的歌赋诠释。

　　本书可供中医临床医师、针灸医师及学习针灸者与爱好者参考阅读。

图书在版编目(CIP)数据

陆瘦燕朱汝功论针灸辨证论治 / 陆瘦燕,朱汝功著;陆焱垚,王佐良,席时召整理. —上海:上海科学技术出版社,2014.6(2020.6 重印)

　(陆瘦燕朱汝功针灸集成)

　ISBN 978 - 7 - 5478 - 2136 - 7

　Ⅰ.①陆… Ⅱ.①陆… ②朱… ③陆… ④王… ⑤席… Ⅲ.①针灸疗法—辨证论治 Ⅳ.①R245

中国版本图书馆 CIP 数据核字(2014)第 029460 号

陆瘦燕朱汝功论针灸辨证论治

陆瘦燕　朱汝功　著

上海世纪出版(集团)有限公司　出版、发行
上 海 科 学 技 术 出 版 社

(上海钦州南路 71 号　邮政编码 200235　www.sstp.cn)

苏州望电印刷有限公司印刷

开本 787×1092　1/16　印张 14.25

字数 200 千字

2014 年 6 月第 1 版　2020 年 6 月第 5 次印刷

ISBN 978 - 7 - 5478 - 2136 - 7/R·700

定价:39.00 元

前 言

现代著名针灸学家、针灸临床家、针灸教育家陆瘦燕、朱汝功伉俪,他们一生从事针灸医疗、教育和科研工作,经过半个多世纪在针灸医、教、研各领域的科学探索和实践锤炼,他们的学术思想推陈出新,融会贯通,自成体系;他们的诊疗针术日臻精湛,炉火纯青,形成了自己独特的风格,成为当今针灸学术界的一个著名流派——陆氏针灸流派。

1950年为促进针灸学术的发展和传扬,瘦燕先生将自己悬壶20余年的治疗心得编著了《针灸正宗》第1集和第2集,此书是他从医后的第1次临床总结,书中收集了115个病种的有效案例,记录了他早年的学术思想和医疗经验,从中可管窥在20世纪三四十年代,瘦燕先生之针术已达立竿见影之效。

在20世纪50年代末至60年代初,陆瘦燕、朱汝功两位大师又整理总结了针灸经络、腧穴、刺灸、治疗等方面的系统理论和临床实践,主持编写了《针灸学习丛书》,作为学习针灸者和针灸工作者的专业参考读物,先后由上海科学技术出版社出版了《经络学图说》《腧穴学概论》《刺灸法汇论》及《针灸腧穴图谱》。他们在书的封面上均印有一"盘"状纹样,是二位大师寓意"和盘托出",将自己的学识,倾心尽力整理撰写,以飨读者,以期促进针灸学术的交流,提高针灸队伍的整体水平,推动针灸学术的发展。其中《针灸腧穴图谱》还多次被海外出版社翻印发行,影响极为深远。但随着时间的迁移,这些专著已难觅踪影,读者欲购而不得,欲学而无从师之。

2009年6月,"陆氏针灸疗法"被列为上海市非物质文化遗产项目,2011年5月,又被列入国家级非物质文化遗产项目。为更好地传承、发扬"陆氏针灸疗法"创始人——陆瘦燕和朱汝功两位大师的学术思想和医疗特色,我们特将两位大师以往的著作、论文、医案、医话、讲稿,包括未发表过的文章,做一系统的整理,分成6本专著,分别是《陆瘦燕朱汝功论经络》《陆瘦燕朱汝功论腧穴》《陆瘦燕朱汝功论刺灸》《陆瘦燕朱汝功论针灸辨证论治》《陆瘦燕朱汝功针灸医案》及《陆瘦燕朱汝功针灸腧穴图谱》，组成一套"陆瘦燕朱汝功针灸集成"丛书，既便于随时参考学习，又便于长久收藏。

本丛书内针灸处方中穴位右下方所用符号："＋"代表针刺补法，"－"代表针刺泻法，"±"代表针刺先补后泻，"干"代表针刺先泻后补，"△"代表艾灸，"○"代表火罐，"♀"代表温针。穴位右下方同时标明所取为"左""右"或"双"侧。对某些特殊穴位所用的特殊手法，均在处方下手法栏内加以说明。药物处方中所用的重量单位，一律以法定单位"克"为标准。

今年欣逢汝功先生百岁，她与瘦燕先生共同创立了陆氏针灸流派，更在瘦燕先生被迫害致死后，继续丰富发展了陆氏针灸流派。同时，将其流派的精髓整理成书，付梓出版。她经历了命运的大起大落，遭到不公正的对待，但依然笑对人生；她待人宽厚，凡事坦然处之，因此得享高寿。由于她的健在，对我们的整理工作给予了很多的指导和帮助，使丛书得以顺利完成。

丛书各分册分别由"陆氏针灸"共创人、100岁高龄的朱汝功教授及国医大师颜德馨教授，上海中医药大学原校长严世芸教授，"石氏伤科"传承人、上海市黄浦区中医医院原院长石仰山教授，上海市针灸经络研究所原所长陈汉平教授作序。承各位国医翘楚对丛书的关切和厚爱，深表感谢！

这套丛书较为完整地反映了两位大师在针灸学术和针灸临床上的系统理论和经验特色，是他们留给后人的一份宝贵文化遗产。我们怀着对他们无比崇敬和感恩的心情，怀着对现代针灸学术继承发展的良好愿望，尽心尽力地来完成这一工作。希望这套丛书能对热爱中医针灸，热爱"陆氏针灸流派"的同仁和后学者有所裨益，并以此告慰瘦燕先生的在天之灵。

整理者：陆焱垚、王佐良、席时召
2013 年 12 月于上海

陆瘦燕朱汝功针灸人生

"陆氏针灸"是我国现代针灸学术界的一大流派,2009年被列入上海市非物质文化遗产名录,2011年又被列入国家级非物质文化遗产名录,作为一个地方流派,"陆氏针灸"是唯一进入国家级的针灸项目。

在众多的针灸流派中,"陆氏针灸"能脱颖而出,被列入国家级非物质文化遗产名录,这完全源于"陆氏针灸"的创始人、我国现代著名的针灸学家、针灸教育家及临床家陆瘦燕和他的夫人朱汝功在针灸领域几十年如一日的不懈努力。

一、幼承庭训,孜孜以求

陆瘦燕,1909年12月14日出生在江苏省嘉定县西门外严庙乡(今上海市嘉定区朱家桥人民村杨家宅)一个针灸医师的家庭。

生父李培卿(字怀德,1865~1947年),医术高超,有"神针"之誉,生有六子二女,陆瘦燕排行最小,自幼出嗣陆门,迁居江苏昆山。李公因爱幼子,后亦定居昆山悬壶应诊,使陆瘦燕能始终跟随于生父左右,他耳濡目染针灸治病之神效,更受其父济世仁术的熏陶,16岁中学毕业后,即立志继承父业,随父学医。李公严格要求,悉心教诲,陆瘦燕天资聪颖,勤奋好学,因此,在少年时即对针灸奠定了坚实的基础。

1927年,陆瘦燕18岁,通过上海医学会考试,开始行医生涯,起先分别在江苏昆山南街"绿墙头"及上海南市两处开业,后因战乱,全部迁至上海八仙桥(今上海市金陵中路112弄5号),白天门诊,晚上出诊。当时虽年纪尚轻,但他视患者如亲人,诊病认真,手法熟练,疗效显著,因此,诊务日隆,前来求治者络绎不绝。

陆瘦燕在1950年出版的《针灸正宗》第1集《金针实验录》自序中谈道:"先君培卿公以金针鸣于世,大江南北,求诊者踵接。而先君未曾以此自满,日夜孜

1

孜,虚心求益,以诲瘦燕。燕不敏,悬壶以来,二十余年如一日,兢兢业业,履薄临深,不敢稍背父训。"从这些话中,我们可以看出他深得严父的教诲,在临床上认真钻研,不敢有丝毫懈怠。

朱汝功,1913年7月16日出生在江苏省奉贤县三官堂(今上海市奉贤区光明乡)一个教师家庭,父亲朱叔屏学术渊博、精通书法,生有一子一女,朱公并无重男轻女的封建思想,非但不尊父命给女儿缠足,还自幼让女儿与兄长朱汝霖一起入学。但天有不测风云,朱汝功13岁时,父母在一年中相继仙逝,故全赖祖父母及伯母抚养长大。但自幼受其父好学的影响,养成刚毅自强的性格,发奋读书,毕业于奉贤县师范学校,毕业后在奉贤南桥女校任教。抗日战争爆发后,日军由金山卫登陆,奉贤首当其冲,无奈避居上海表姐家,受出身于中医世家并在沪行医的表姐夫王士良的影响,进中国医学院学岐黄之术,业从章次公、李培卿等名师,1941年毕业后,在奉贤南桥开业,诊务亦颇兴盛。

1943年,陆瘦燕与朱汝功结为伉俪,婚后在上海八仙桥各自设诊行医。他们医术高明,医德高尚,日诊数百号,并有很多前来投帖拜师者,但在当时,中医颇受歧视,针灸更被认为"不科学",当局者大有消灭废除中医之势。他们对此深感气愤和忧虑,并坚信中医流传数千年,是以临床实践为基础,以系统理论做指导的一门医学,是中华民族赖以生存、繁衍的一门医学,是任何人都否定和消灭不了的。陆瘦燕在《金针心传》按语中说:"余不辞辛苦,埋头苦干,于中国针灸界或稍有贡献也。"他是这样说的,也是这样做的。

二、医术精湛,蜚声海上

中华人民共和国成立后,随着中医政策的颁发和落实,中医针灸得到新生。他们在自己诊所内首先改变"隔衣进针"自古相沿的旧习惯,采用暴露体表治疗部位,皮肤经消毒后再进行针刺的操作方法。同时,对针具也用煮沸或乙醇浸泡方法进行消毒,这在当时是一个了不起的创举,是针灸临床上的一大改革和进步,以后逐步成为广大针灸工作者的操作常规,亦为针灸进入医院打下了基础。

他们改进针具,创制"瘦燕式"金、银质毫针及各种规格的不锈钢毫针,认为针具的好坏,主要在于针柄绕得是否均匀紧凑,针尖是否圆利得当,在他们的倡导下,逐步发展成目前部定的"松针形"毫针针尖的统一规格。每日诊毕,对使用过的针具都要逐一整修,务使针体挺直,无弯曲,无缺损,针尖没有勾毛。

1952 年,陆氏伉俪除私人开业外,还一起参加了上海市公费医疗第五门诊部的特约门诊工作。1955 年,陆瘦燕又被聘为第二军医大学中医顾问,朱汝功被聘为上海市干部疗养院、上海市第二肺结核病院的中医顾问。除此之外,自 20 世纪 50 年代始,陆瘦燕一直担任上海市针灸学会主任委员及上海市中医学会副主任委员,他定期组织学术讲座、开办进修班,为提高整体针灸队伍的水平,做了大量工作。上海的针灸医学在 20 世纪五六十年代发展迅速,陆瘦燕功不可没。

当时,陆氏伉俪已合并诊所,分别看上午和下午,诊所业务鼎盛,"陆瘦燕"三个字在上海可以说家喻户晓、妇孺皆知。前来求治的不仅有各种风湿痹证及内科杂病,还有精神病、麻风病之类的特殊病证。在夏季,前来打"伏针"的患者更多,不得不每日限额挂号(上午半日 400 号),以致患者通宵排队候诊,这成了当时一道奇特的景观。其中,有的请人代为排队,有的向人租借板凳排队,由此,"陆瘦燕针灸"诊所的邻居多把"代人排队""出租板凳"当作一个难得的商机。陆瘦燕从清晨 6 点开始门诊,30~40 个患者一批,他亲自逐个切脉问诊、处方配穴、书写病历(初诊病史由学生提前写就),然后由学生安排治疗床位,同时依据病历上的处方,进行体表穴位消毒,他再进行针刺治疗,而装艾、点火、起针、拔罐等辅助工作则均由学生完成。这样一批接着一批,一直要到午后 1 点多才能结束门诊。朱汝功从下午 2 点开始门诊,要治疗 200 多个患者,到 6 点多结束。除了门诊外,朱汝功还要出诊,为中风瘫痪等行动不便的患者进行治疗。私人诊所每日要治疗如此多的患者,完成如此多的门诊量,不能说后无来者,也是前无古人、绝无仅有的。

陆瘦燕生前曾多次参加下乡巡回医疗,最后一次是 1965 年到南汇县黄路公社。在短短的 3 个月中,他下生产队登门送医、随访,悉心治愈了许多几十年没有被治好的疑难病证。有一个 6 岁儿童,在 3 岁时左耳因用发夹挖耳垢而致聋,去许多医院求治均无效果,经陆瘦燕针刺治疗 10 余次,基本恢复了听力;有一位患者下肢疼痛不能行走已 8 年,稍动则剧痛,彻夜不能安眠,虽经中西医调治,病势不减,陆瘦燕为她每周治疗 2 次,连续 6 周,病情日益好转;有一位患者患"老胃病"已 40 多年,稍受风寒或心情不好就要发作,经陆瘦燕针刺治疗 11 次就解除了病痛;还有用针灸结合中药,治疗 4 次,治愈患者 20 年的鼻炎;有用 4 次灸法治愈 6 年的阳痿……当地农民交口称颂,纷纷写信,表达感激之情,方圆几十里的患者都赶来请他治疗。当时,香港《大公报》为介绍大陆医学专家下乡为广大农民治病的事迹,登载了一篇题名《"针灸大王"下乡记》的文章,此后,"针灸大王"陆瘦燕更蜚声海内外。

三、无私传授,桃李天下

除了私人带徒外,1948 年,陆氏伉俪共同创办了"新中国针灸学研究社"及针灸函授班,分别担任社长及副社长。他们亲自编写讲义,答复函授学员的来信提问,慕名前来参加针灸函授班的学子遍及海内外,全国各地及东南亚均办有"新中国针灸学研究社"分社,影响极大。

与此同时,他们研制针灸经络穴位模型;整理中医学理论,总结 20 余年之临床经验,撰著了《针灸正宗》第 1 集(《中风预防法》《金针实验录》)和第 2 集(《金针心传》《穴位释义》);还在报刊上连载《燕庐医话》,宣传推广针灸医学。在中医衰退,针灸更是难以为继的境况下,陆氏伉俪大力宣传并兴办针灸教育,实是延续中医命脉的重要之举。

中华人民共和国成立后,为针灸医学蓬勃发展的需要,他们在 1952 年及 1955 年先后开办了两期针灸学习班,采用边教学、边临诊,集体上课,个别带教的模式进行教学,除针灸专业课外,还设置了中医基础理论和西医生理、解剖等课程,邀请有关专业老师授课。这样,既继承了传统的带徒模式,又吸收了医学院校集中上课、系统教学的方法,理论与实践相结合,学制 3 年,培养了一批学有专长的针灸医务人才,其中有不少后来成为针灸事业的骨干。他们创办针灸学习班的成功经验,为后来上海市历届中医带徒班所吸取。集中教,个别带,自"陆瘦燕朱汝功针灸学习班"始,成为中医教育界一种新的传授方式。

1958 年春,为更好地继承发扬针灸医学,培养针灸事业接班人,陆瘦燕毅然放弃了收入丰厚的私人门诊,接受上海中医学院的聘请,担任针灸教研室主任,并着手筹建针灸系。1959 年,又受卫生部委派,作为中华人民共和国成立后第 1 个中国医学代表团成员,赴苏联讲学、会诊,进行学术交流,将中国针灸较为系统地作了介绍,引起了苏联医学界的极大兴趣,回国后,陆瘦燕被任命为国家科学技术委员会委员、全国政协特邀委员等职。

1960 年,全国第 1 个针灸系在上海中医学院成立,陆瘦燕被任命为系主任,后又兼任上海中医学院附属龙华医院(以下简称"龙华医院")针灸科主任、上海市针灸研究所所长。同年,朱汝功亦结束了私人门诊,接受龙华医院的聘请,任针灸科副主任,至此,他们夫妇又共同在中医高等学府医疗、教育、科研各个领域携手并进。

陆瘦燕深感肩上责任重大,始终谦虚谨慎、脚踏实地、一丝不苟地工作。他亲自为针灸系、医疗系、西医学习中医研究班、针灸培训班的同学上课,做手法示教;主持编写针灸学不同层次的教材;研制教具,主持设计创制了我国第1台与成人同样大小的光电显示经络腧穴电动玻璃人模型,并于1964年获全国工业产品二等奖;主持设计创制了我国第1套脉象模型,亦于1964年获全国工业产品三等奖。通过直观的教具配合上课,大大提高了教学效果。

为促进针灸学术的发展和传播,他们共同整理总结了经络、腧穴、刺灸、治疗等方面的中医理论和临床经验,主持编写了《针灸学习丛书》,先后出版了《经络学图说》《腧穴学概论》《刺灸法汇论》《针灸腧穴图谱》等专著,作为学习针灸者和针灸工作者的参考读物,对推动针灸学术的发展起了积极作用。其中《针灸腧穴图谱》还被海外出版社多次翻印发行,影响极为深远。

四、热补凉泻,推陈出新

在临床上他们一贯坚持运用针刺手法,认为针灸治病,除了辨证正确、处方配穴得当外,还要运用适当的手法,这如同内科治病,辨证、用药、剂量三者缺一不可,是相辅相成的。尤其在治疗脏腑病时,运用补泻手法的疗效确实比不用补泻手法为佳。经过几十年的实践探索,他们的针刺手法已达得心应手、炉火纯青之境。

陆瘦燕曾说:"针刺手法一旦失传,不仅会降低疗效,更可怕的是,针灸学中具有特色的操作技术将毁灭在我们这一代,实在是上愧对祖先,下愧对子孙。"故他对针刺基本手法、辅助手法、补泻手法进行了深入的研究和科学的分类,特别对"烧山火"与"透天凉"这两种复式补泻手法,从源到流,从理论到操作,做了深入而精辟的讨论,提出了较为规范的具体操作方法:"烧山火"手法,以徐疾、提插、九六、开阖四法的补法为主,结合捻转补法组成;"透天凉"手法,以徐疾、提插、九六、开阖四法的泻法为主,结合捻转泻法组成。并指出了手法成败的主要关键所在。

1958年夏季,全国第1次针灸经络学术会议在上海召开,卫生部、各省市的领导及针灸专家参加了这次盛会,共同探讨了针灸医学的继承和发展等问题。陆瘦燕在会上表演了"烧山火""透天凉"针刺补泻手法,使受试者当即分别产生热或凉的感觉,对此,会场为之震惊和振奋。此后,在全国针灸界掀起了研究针刺手法的热潮。

在参加上海中医学院工作后,更为他们研究针刺手法的物质基础及原理机制提供了有利条件。20世纪60年代初,他们率先与上海中医学院生化教研室协作,观察了"烧山火""透天凉"手法对体温、血糖和血浆柠檬酸含量变化的影响,结果是:"烧山火"使体温普遍上升,血糖和血浆柠檬酸含量明显增加($P<$0.01);"透天凉"使体温普遍下降,血糖和血浆柠檬酸含量明显降低($P<0.01$);而"平针"手法对上述三者均无明显影响。对"烧山火""透天凉"手法的一系列研究,不仅使中国具有特色的针刺技法得以薪传,而且通过实验研究证实,不同的补泻手法不仅有不同的主观的感觉变化,而且有实际发生的生理过程和物质基础。

另外,他们还与上海医科大学附属中山医院协作,用多方位经穴肌电测绘的方法,观察行气手法对针感的产生、针感的走向和相应经穴电变化的影响。这些研究,在当时无论是国内还是国外均居领先地位。他们将古老的针刺手法与现代的实验方法相结合,为以后的经络、手法研究提供了借鉴,亦开创了针灸实验的先河,为《实验针灸学》积累了经验,打下了基础。

五、谦和律己,仁心仁术

陆瘦燕久负盛名,但他从不以名医自居,在刚参加上海中医学院工作时,学院根据他在中医界的学术地位,社会上的知名度及私人门诊时的业务状况(门诊量每日数百人,每月收入近万元,当时上海地区一个大学毕业生每月的工资是48元5角),给他工资级别定为"一等一级"。他知悉后,立即找领导,说:"上海名医甚多,除程门雪院长外,还没有其他人被定为'一等一级',黄文东、杨永璇等医师都定为'一等二级',请领导也把我定为'一等二级'吧。"他自参加上海中医学院工作,历任针灸教研室主任、针灸系主任、上海市针灸研究所所长,工资一直按"一等二级"标准计算,每月为302元。他如此谦和律己的美德,一直被传为佳话。

对待患者,不论其地位和身份的高低,他都一视同仁,热情认真地给予诊治。

有一位被其他医院诊断为不治之症并拒绝治疗的胃癌晚期患者,因相信中医针灸,到龙华医院针灸科观察了多次,看到陆瘦燕治疗患者极其认真仔细,怀着求生的希望,走到陆瘦燕面前,向他诉说病情,要求针灸治疗。陆瘦燕二话不说,立即答应了,并当场为他做了详细的四诊检查,之后,要他将在其他医院诊治的病历卡都带来,以便仔细研究,制定周密的治疗方案。经过一年多针刺、艾灸及中药的综合治疗,这位患者经摄片检查,证实胃癌已被治愈,他又获得了新生。20年后,当这位89岁的退休工人在报上看到"原上海市针灸研究所所长陆瘦燕同志追悼会在沪举行"的消息后,不禁老泪纵横,失声痛哭,立即写信给当时上海中医学院院长黄文东,诉说当年陆所长为他治病的经过。20年过去了,当年的癌症患者仍旧健在,可为他治病的医生却含冤而逝,怎不令人悲痛不已呢? 在信中,他写道:"父母生我身,陆所长活我命,此恩此德无法报答,只有嘱子孙们为祖国四个现代化贡献力量,来报答陆所长救活我命于万一。"

陆瘦燕任上海市针灸研究所所长期间,社会活动及学术活动十分频繁,行政工作也多,但他坚持每周3个半天门诊。有一位双目失明的患者慕名而来,陆瘦燕为他做针灸治疗,制定了局部与远端相结合的配穴原则,运用导气与补泻相结合的针刺手法,通过一个疗程的治疗,这位患者重见了光明。这一消息不胫而走,顿时有不少患者前来求治,报社也闻讯前来采访,准备报道他治病的神奇疗效。然而,陆瘦燕却对记者说:"此病还在探索研究阶段,很不成熟,不宜过早报道,以免造成患者不必要的损失。"这种实事求是、谦虚谨慎的态度,是他一贯的工作作风。

他们平易近人,没有名医架子,待人和蔼热情,平日下班回家,路过邻居家时,也总要和邻居聊聊家常。1959年家里凭票买了18英寸电视机,在当时电视机是稀罕物,遇有好的节目,他们总要邀请邻居们来家中一起观看。行医济世几十年,凡有求于他们的,总是尽力给予帮助,在私人门诊时,遇贫困患者不但分文不取,有时还反资助其财物。一位经常送陆瘦燕上下班的三轮车工人的妻子患病,他闻讯后,嘱其带妻子去龙华医院检查,经医生诊断,患的是急性胆囊炎,需马上手术。陆瘦燕立即替患者安排住院。患者出院时,需支付医药费、手术费、住院费600多元,但家境贫寒难以承担,陆瘦燕闻讯后,替他缴清了所有费用,还另外出资给患者补养身体。他们为人善良,以助人为乐,受到他们帮助的,真是不计其数。

陆瘦燕自幼出嗣陆门,养父早逝,养母陆俞渊是教师,对他要求很严,如每日必须练习毛笔字,要写完规定的张数才能休息,对养母的养育之恩,陆瘦燕始终铭记于心。成名后,他对养母更是孝顺,家里最好的朝南有阳台的房间是养母的卧室,每日下班回家,都要先到养母房中问好,养母晚年双目失明,他们夫妇对她更是关心照顾得无微不至。1959 年陆瘦燕到苏联讲学,每次写信回家,都要问候她,说:"母亲已经 80 多岁了,风烛之年,很担忧她的身体,要多关心和照顾她。"

他们常年工作繁忙,但热爱生活,兴趣广泛,常于闲暇之时外出旅游及摄影,使自己融于大自然中,暂时忘却尘世的喧嚣和诊务的繁忙。年轻时,在家中还专门布置了一间暗房,自己冲胶卷、印照片、放照片,所以在家中,除了书籍外,最多的就是照片了。

他们还喜欢欣赏戏剧,只要有空,就会去书场听书,去剧场观看演出。遇到老朋友相聚时,还自娱自乐,自弹自唱。陆瘦燕的三弦弹得很好,蒋调的评弹开篇竟也能模仿得惟妙惟肖。

鉴赏书画是他们的又一个爱好,与陆抑非、唐云、陶冷月等著名画家多有交往。曾邀画家孔小瑜至家中作画达数月之久。家中客厅、书房、卧室,甚至走廊都悬挂有名家的中堂、条屏及对联。他们自己在书法上亦有很深的造诣,诊余,陆瘦燕常挥毫书写横幅、对联、扇面以自娱,他既爱六朝书法之工整,又喜板桥书法之险怪,其作品布局大气,运笔流畅洒脱,字体苍劲清逸,自成一体。朱汝功自幼随父练习书法,字体刚健有力,全无脂粉之气。

六、风雨同舟,传承发扬

1966 年,十年动乱开始了,正在深入进行的针刺研究项目不得不中止了,陆瘦燕被戴上"反动学术权威""牛鬼蛇神"帽子,半天监督劳动,半天写检查挨批斗。朱汝功亦是停止工作,边劳动,边检查。

他们身处逆境,但深信自己是无辜的,他们相互开导、安慰和鼓励,在这一段十分艰难的岁月中,始终能正确地对待群众运动,乐观地对待生活。

1969 年 4 月 17 日,陆瘦燕又遭诬陷,被隔离审查,10 日之后,于 4 月 27 日在原上海市针灸研究所隔离室被迫害致死,终年 60 岁。

1979 年 3 月 10 日,陆瘦燕获平反昭雪,恢复名誉,并得到了公正的评价。

1981年1月26日《人民日报》登载的《中华人民共和国最高人民法院特别法庭判决书》："……由于林彪、江青反革命集团的指挥和煽动而造成的冤案,使各级党政军机关、各民主党派、各人民团体和社会各界的大批干部和群众以及大批归国华侨遭受诬陷迫害。社会各界知名人士被迫害致死的有……卫生界著名专家胡正祥、张昌绍、计苏华、陆瘦燕、叶熙春、李重人等人……"历史终究恢复了它的本来面目,洗刷了陆瘦燕的冤案。

十年动乱结束后,朱汝功恢复原职,后又任上海市针灸经络研究所室主任("文革"后,龙华医院针灸科并入上海市针灸经络研究所)、上海市针灸学会副主任委员、《上海中医药杂志》及《上海针灸杂志》编委等职,她以宽宏大度的胸怀,一如既往,一心事业。在临床上开展以针灸为主,辅以中药治疗肿瘤的课题工作;并率子女和及门弟子,以高度的责任心和对亲人的深切怀念之情,将陆瘦燕生前的论著及医案进行搜集整理,先后出版了《陆瘦燕针灸论著医案选》《针灸腧穴图谱》修订本、《陆瘦燕朱汝功针灸学术经验选》《针灸名家陆瘦燕学术经验集》等专著,将陆氏针灸流派的理论体系和医疗特点做了详尽介绍。

1981年,朱汝功年近七十,应胞兄汝霖之邀,移居美国,继续为传播和发扬针灸医学尽力。她多次为针灸学习班的学员授课,应邀在世界针灸学术交流会上做报告及手法示范,奇迹般地治愈了许多当地医院束手无策的患者,使中国古老的针灸医学得到国外更多人士的认同和赞扬。1981～2001年,朱汝功在美国行医20年,深受当地民众的爱戴及同行的尊崇,自1986年起历任美国针灸医学会第6、第7届副理事长,美东针灸医师联合会第1、第2届常务理事兼学术研究部主任等职,为在国外传播和发扬针灸医学做出了很大的贡献。

1989年11月,为了纪念陆瘦燕对我国针灸事业所做巨大的贡献,继承和发扬他的学术思想和医疗经验,上海市针灸经络研究所等单位在上海组织召开了"纪念陆瘦燕诞辰八十周年暨陆氏针灸学术经验交流会",并编印了论文专辑,全国各地赴会者数百人。朱汝功专程从美国返沪参加了这次盛会,并做了"陆瘦燕先生传略"专题报告。世界卫生组织传统医学合作中心、中国针灸学会、中国中医研究院等12个组织机构,以及全国人大常务委员会副委员长周谷城,卫生部部长钱信忠,卫生部中医药管理局局长吕炳奎,中国针灸学会会长、世界针灸学会联合会终身名誉主席鲁之俊等来电来函致贺,美国针灸学会会长、世界针灸学会联合会执委洪伯荣,美国纽约针灸医师公会会长丁景源,美东针灸医师联合会会长徐觉己等也发来或送来了贺电、贺词、锦旗和花篮。会上,大家缅怀陆瘦燕的一生,探讨他的学术思想和成就,并交流了各自在学习陆氏针灸学术基础上的体会和运用陆氏学术思想所做出的新成绩,可谓盛况空前。会后成立了"陆瘦燕针灸学术研究会",以期进一步整理研究陆氏针灸学术思想。

1997年,朱汝功84岁,她日常生活非常节俭,但为培养中医针灸人才,特地回国向上海中医药大学捐资设立"朱汝功奖学金",用于资助生活贫困、品学兼优的针灸专业学生。

2008年,在朱汝功96岁高龄时,还重辑再版了陆瘦燕早年出版的《针灸正宗》第1集和第2集,定名为《陆瘦燕金针实验录》,使陆氏针灸流派得以更广泛地传播、继承和发扬。

2009年10月,《中华中医昆仑·陆瘦燕卷》出版,此卷名为《陆瘦燕卷》,实为丛书特设陆瘦燕与夫人朱汝功合传,记载他们的生平事迹、医术专长、学术思想、传承教育、医风医德、养生之道和突出贡献,使这些宝贵的医学成就和精神财富发扬光大,千古流传。

2009年11月,由上海中医药大学主办,上海市针灸经络研究所、上海中医药大学针灸推拿学院、上海中医药大学附属龙华医院、上海中医药大学附属岳阳中西医结合医院、上海中医药大学附属曙光医院等八个单位联合承办,召开了"纪念瘦燕先生百年诞辰暨陆氏针灸学术思想交流大会",97岁的陆氏针灸流派共创人朱汝功出席了大会,并向大会赠送了纪念图书,全国各中医院校专家教授及陆氏弟子400余人出席了大会,在会上交流了学习陆氏学术经验的体会,陆氏针灸传人表演了"陆氏针灸"特色手法。大家深切缅怀陆瘦燕为发展中医针灸事业做出的巨大贡献。

2011年7月,由上海中医药大学、上海中医药大学附属岳阳中西医结合医院、上海市针灸经络研究所等单位,在"上海老饭店"为朱汝功的百岁华诞举行了隆重的庆贺盛会。朱汝功虽于2001年曾患脑梗死,右侧肢体行动不便,但在子女的搀扶下,稳步走上寿台,脸色红润,神采奕奕,还微笑着向大家致意。时任上海市政协副主席、中国农工民主党上海市委主委蔡威,上海中医药大学党委书记、常务副校长谢建群等领导出席了盛会并致辞,美国纽约州执照针灸医师公会敬赠了锦旗,中国农工民主党上海市委、上海市卫生局、上海市针灸学会、上海中医药大学附属岳阳中西医结合医院、上海中医药大学附属龙华医院、上海中医药大学附属曙光医院、上海市针灸经络研究所、上海中医药大学针推学院等单位及众多的学生、亲朋好友共 300 余人对寿星献上了祝福。

在祝寿人群中，最引人注目的是朱汝功那些七八十岁、白发苍苍的弟子由他们的年轻弟子搀扶着向寿星行礼献花，这一情景，不能不让人动容。虽然经历了十年浩劫，在浩劫中失去了很多，但他们精湛的医术和崇高的医德还是被传承了下来。

2012 年上海中医药大学附属龙华医院成立了"陆瘦燕名老中医工作室"及"海派中医陆氏针灸流派传承研究基地"，这朵针灸奇葩定会代代相传，不断提高和发展。

回顾陆氏伉俪的一生，经历了针灸医学的衰退、兴旺和发展，也经历了人生的辉煌和低谷，但不管遭受何种境遇，无论遇到什么挫折，他们都能以平常之心面对，并极尽一己之力，为针灸事业做无私的奉献。他们可贵的品德，永远是我们学习的楷模。他们阐发经络理论并指导临床；全面切诊，整体治疗，注重肾气和胃气对人体的影响；权衡缓急，处方配穴有常有变；重视爪切，研究行气、补泻手法；针法与灸法并重，辅以中药，进行综合治疗；提倡温针、伏针、伏灸等陆氏针灸流派的学术思想和医疗特色，极大地丰富了针灸学术理论和内涵，给后辈留下了宝贵的文化遗产，他们将永远铭记在我们心中。

整理者：陆焱垚、王佐良、席时召

2013 年 12 月于上海

石　序

陆公瘦燕,海上针灸学术界之翘楚也,与夫人朱汝功伉俪合作,尽毕生之精力创建陆氏针灸学术流派,为现代针灸学术之发展提高起了很大作用。

昔年先父筱山公与瘦燕公忝为好友,同在上海八仙桥地区内悬壶应诊,求治者甚众,皆为海内名医。数十年后,陆氏针灸、石氏伤科又同被国家列入非物质文化遗产项目,实乃杏林佳事也。

中华人民共和国成立之前中医被视为不科学,针灸、伤科更被列为江湖术士之类。中华人民共和国成立之后由于党的中医政策以及前辈们的辛勤努力,不断改革创新提高,使针灸、伤科成为中医学术之瑰宝,扬声海内外。

辨证论治乃中医治疗基本法则。瘦燕公根据针灸治疗特点,按照经络学说理论指导,加用辨证论治法则,使针灸临床疗效更为突出。他在《论针灸的辨证论治程序及处方配穴原则》一文中指出:由于针灸治病是用针或灸的方法作用于腧穴,通过经络内连脏腑、外络肢节的统一关系,从而发挥调经气、通气血、温阳起陷、补虚泻实的作用,所以在论治时必须明辨病在何部,属于何脏何经,才能处方配穴。这种以经络学说为主体的治疗方法,是针灸疗法的特点,同时如何更好地发挥腧穴的作用,更全面正确地处方配穴,对此陆氏针灸更有独到之处。

切诊为中医辨证之重要依据之一,瘦燕公在切寸口脉基本方法之外,还切其他部位之状态,如切肾间动气、冲阳脉、太溪脉、颔厌脉、太冲脉、皮部以及有关腧穴部位之变化,丰富了切诊内容,加强辨证施治依据,提高了疗效。联系他对经络、腧穴以及针刺补泻手法等理论的阐述和运用,对甚多疑难杂症取得桴鼓相应之功效,反映出陆氏针灸学术流派确实别具一格、自成体系。

瘦燕公女公子焱垚,毕业于上海中医学院(现上海中医药大学),后返校任教,任上海中医学院针灸系经络教研室主任,家学渊源,学识广博,女承父志,陆氏针灸学术流派之传人也。佐良兄,余之挚友,毕业于中华人民共和国成立之前之中国医学院,汝功老师之姨甥,中医专家也。焱垚公子席时召就读于上海中医药大学,为石氏入室弟子,聪明好学。今三人将陆、朱二老之毕生著作、医案等整理编辑成"陆瘦燕朱汝功针灸集成"丛书出版,实乃医坛盛事也。此定将使陆氏针灸进一步继承发扬,并推动现代针灸学术的发展使后学者有所借鉴,造福于患者,功德无量,故为之序。

石仰山

癸巳年荷月

石仰山系国家级非物质文化遗产"石氏伤科疗法"代表性传承人,中国中医科学院特约研究员,上海市名中医,上海市伤科学会主任委员,黄浦区中医医院原院长。

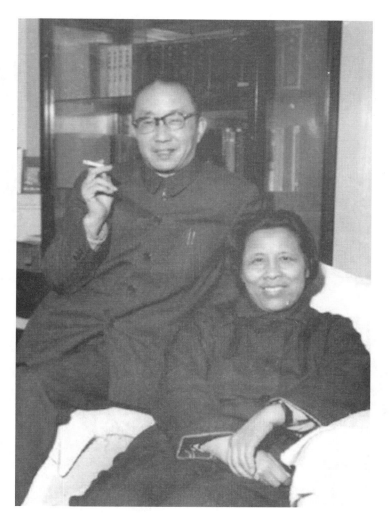

20 世纪 60 年代初,陆氏伉俪在家中

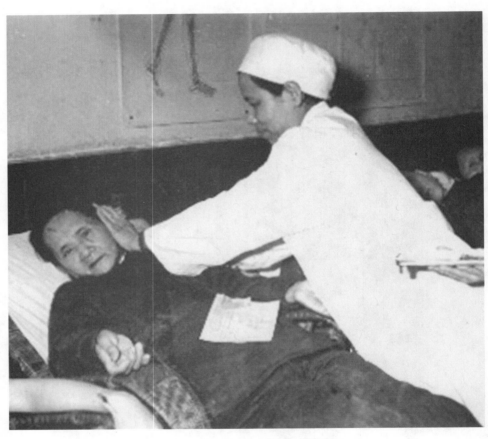

20 世纪 50 年代,朱汝功在"陆瘦燕针灸诊所"为患者诊疗

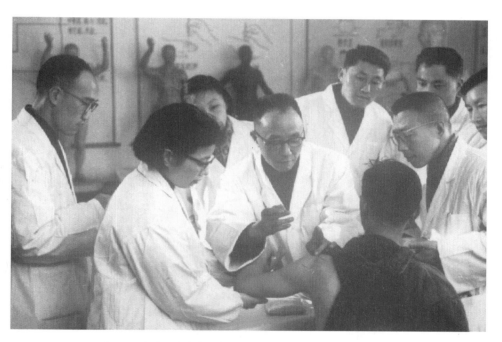

20世纪60年代,陆瘦燕为西医学习中医研究班学员做手法示教

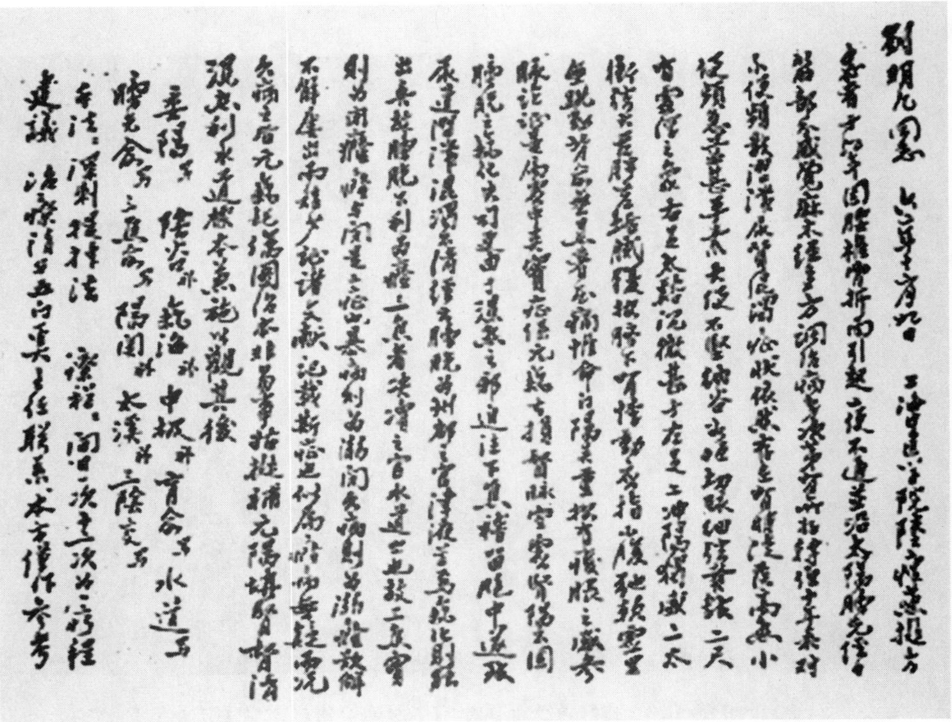

1962 年陆瘦燕书写的会诊脉案

目　录

论针灸的辨证论治程序及处方配穴原则

辨证论治是中医整体治疗观念的基础,脱离这一基础,将对复杂的疾病一筹莫展。《素问·移精变气论篇》说:"毒药治其内,针石治其外。"由于内治、外治在方法上的差异,因此,辨证论治的程序也会有所不同。此外,针灸治病的原则是什么,怎样处方配穴等问题,都是学习针灸必须掌握的,结合笔者在学习中的体会,特对上述问题做一初步论述。

一、针灸的辨证论治程序

治病必先诊断,诊断明确,针药中的,方能救病扶危,在治疗上收桴鼓相应之效。整个诊断的过程,就是运用四诊的方法进行辨证的过程,通过辨证了解了疾病的所在和性质后,才能决定治疗方针,这就是"论治"。若辨证不明,必然导致论治不当,针药妄投,轻则延长治程,重则危及生命。

在辨证阶段各科基本一样,但在论治方面,由于针灸治病是用针或灸的方法作用于腧穴,通过经络内连脏腑外络肢节的统一关系,从而发挥调经脉、通血气、温阳起陷、补虚泻实的作用,因此,在论治阶段有明显区别。正因为针灸疗法的这种性质,所以在论治时就必须明辨病在何部,属于何脏何经,有了病所和经络联系的概念后才能处方配穴。这种以经络学说为主体的论治方法,是针灸疗法的特点。针灸的辨证论治程序如表1所示。

概括地说,针灸的辨证论治程序,也是先用四诊的方法,从望、闻、问、切中去追查疾病的原因(即内因、外因、不内外因,概称三因)和采集病史,然后结合脏腑、经络、营卫、气血等中医基本理论加以综合研究,去分析病理病机,归纳成证候群,辨别疾病的标本缓急,最后根据病理病机和具体的证候群去确立八纲(表、里、阴、阳、寒、热、虚、实),决定疾病的性质,探索病在何脏何经,这就可以说已完成了辨证的程序,接着就进入论治的阶段。针灸方面是以八纲作为决定宜针宜灸,当补当泻的施治方针,再根据标本缓急的关系和病变所在的脏腑经络,选配主治及辅助的腧穴,组成处方,进行治疗。这就是针灸疗法,从开始接触病人到

表 1　针灸辨证论治程序

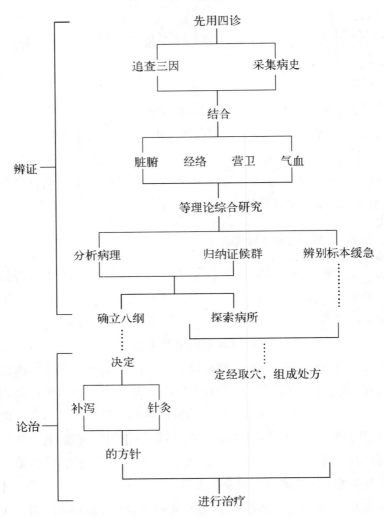

最后完成治疗的整个过程。

还须指出,辨证是动病和所生病对于针灸特别重要,因为这些证候群是古人通过实践而肯定的。我们可以对照证候,直接诊断出病变的经络,而施以适当的治疗。

二、针灸治病的原则

1. 基本法则　《灵枢·经脉》说:"盛则泻之,虚则补之,热则疾之,寒则留之,陷下则灸之,不盛不虚以经取之。"《灵枢·九针十二原》也指出:"菀陈则除之。"这就是后世针灸学者所遵循的基本法则。意思是说，凡属邪气盛的，当用泻法以泻其邪；属于正气虚的，用补法以扶其正；寒性的证候，需要久留以待气，从阳引阴；热性的疾病，应当速刺而疾出针，以泄阳气；如若阳气不足，经气下陷时，需用灸法；既不属于虚证，也不属于实证，本经经气自病，而不是和其他脏腑相互偏胜时，可以取用本经的腧穴施治；经脉菀血久未除去的，应该用泻血法来祛除它。概括之，不外补虚泻实两大法则，见表 2 所示。

表 2　针灸治病基本法则

```
                    ┌─ 虚证当补 ──────────────┐
                    │                         ├─ 虚补 ─┐
                    ├─ 寒证当留针候气 ─────────┤        │
                    │                         │        │
                    ├─ 经气下陷当用灸法 ───────┘        │
                    │                                  ├─ 单纯病用单式法
                    ├─ 实证当泻 ──────────────┐        │
                    │                         │        │
基本法则 ──────────┤─ 热证速刺疾出 ──────────┤─ 实泻 ─┘
                    │                         │
                    ├─ 经络郁血当用泻血法 ─────┘
                    │
                    ├─ 经气自病，不盛不虚者，
                    │  当用导气法（徐入徐出）
                    │
                    ├─ 实中有虚 ┐        ┌─ 先泻后补 ── 阴中隐阳法 ┐
                    │           ├─ 用 ──┤                         ├─ 复杂病用复式法
                    └─ 虚中有实 ┘        └─ 先补后泻 ── 阳中隐阴法 ┘
```

很多病往往是虚实夹杂的，所以也就产生了补泻同施的方法；其中古人比较常用的一种，就是阴中隐阳法和阳中隐阴法。此外，正气大虚的病人，虽有邪实，也应先用补法扶正以蠲邪。掌握了这些知识，临床上处理不同性质的疾病时，才能有正确准则可循。

2. 八纲的施治方针　大家都知道，八纲是中医治病的纲领。虽病情千变，其性质表现，不外表、里、阴、阳、寒、热、虚、实八种类型。在针灸方面如何配合施术原则，可参见表 3。

三、处方配穴原则

针灸处方配穴，也和内科处方用药一样，有其一定的组成规律，绝不是病在哪里就针哪里。要做好处方配穴，必须首先了解脏腑经络等中医基本知识和腧穴的主治性能等问题；其次，还需掌握疾病的病理机制，辨别标本，权衡缓急，才能拟出有效而合理的处方。下面将处方法和配穴法分别介绍之。

表 3　八纲施治方针

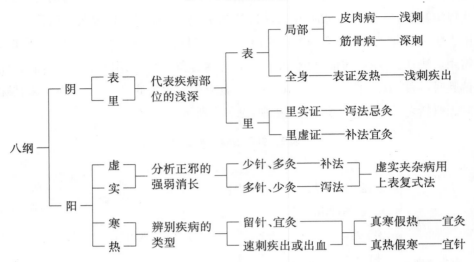

1. 处方法　内科用药有君臣佐使的不同,与针灸处方的配伍原则基本上是一致的。在针灸处方中,目前大都以局部和邻近病所的腧穴作为主穴,以经络循行所到处四肢的腧穴作为配穴,这种方式已成为古今针灸家所一致采用的规律。兹简介如下。

（1）局部取穴法:病在何处,就取该部的腧穴作为治疗主穴,这种方法对体表病和内脏病均可适用,但是在局部禁针处,例如脑户部,或患处红肿溃烂时不能取用,可在邻近处取穴代替之。

（2）邻近取穴法:在患处邻近部,选取有关腧穴。这种方法有时也可用作主穴,例如眼病取风池,生殖器病取上次髎等。

（3）循经取穴法:视病变所在的部位,属于何脏何经,即在经脉循行所到处取穴施治,一般以四肢肘膝以下的腧穴应用较多,但是在某些急性热证时,也有专用四肢腧穴作为主治的。

这三种取穴法的精神,总的来说,就是头面躯干部的腧穴只治局部病和邻近病,不能治四肢病;而四肢部的腧穴,不但能治局部病和邻近病,还能治头面躯干病。临床上如遇躯干头面以及内脏的疾患,往往三法同用。在局部禁针时,也是邻近法和循经法配合应用。四肢病,一般不配头面躯干部的穴位,除非和内脏病理有关时,才酌配脏腑的俞穴或募穴,作为助治。例如痰流经络而发生的痹证,虽然病在四肢,但脾生痰,肺贮痰,所以往往需要兼取肺俞或脾俞健脾化痰;又如经气壅滞不通,往往兼配肺俞、尺泽,此因肺朝百脉,泻肺气即可疏通全身的经气。不过这是例外,大多数的处方配伍,还是遵循以上三种规律的。

2. 配穴法　配穴法就是腧穴配伍法。处方法是一般的规律,也是方剂的基本形式,而配穴法则是针对具体病机,因病而施的。所以在明白了处方规律的基础上,还需进一步讨论配穴法。兹举古人常用而比较重要的,扼要介绍之。

(1)俞募相配法:"俞"就是五脏六腑的背俞穴,是经气转输之处;"募"是五脏六腑的募穴,为经气集聚之所。《难经·六十七难》说:"阴病行阳,故令俞在阳;阳病行阴,故令募在阴。"背部的俞穴受了外邪,在腹部的募穴往往可有反应;同样,内脏有病,在背部的俞穴处也常有压痛;这种相互间的影响,就是《难经》阴病行阳、阳病行阴的实质。所以李东垣曾说:"凡治腹之募,皆为原气不足,从阴引阳勿误也。"又说:"收治风寒之邪,治其各脏之俞。"募穴在腹部,是脏腑经气所聚之处,也就是五脏六腑原气所集聚的地方,所以五脏六腑原气不足之疾可取募穴施治。背为阳,俞穴在背部,风寒之邪袭人,都先中于背部,从背俞处转注于五脏六腑,故收治风寒之邪,必取俞穴而治之。古人认为,俞穴可用以泻邪,募穴可用以补正;但是由于邪之所凑正气必虚,邪气盛时必先伤正,因此俞募相配并不局限于李东垣所说的范围,凡是在五脏六腑内脏有病时都可配合应用,临床上效果很好。这种配穴方法虽然近似局部和邻近取穴法则,但是在疗效上已远远超过了前者。

俞募相配除了可治脏腑本身的疾病外,还可以治疗和脏腑相关的病。例如肝开窍于目,目病可以兼取肝俞;心火内炽,多梦遗精,必须兼配心俞;脾气不足,四肢懈惰,可以取用章门等。虽然这些病例中有时只取俞穴或募穴,但总的来说仍是属于俞募相配的范畴。脏腑的俞穴和募穴如表4。

(2)表里相配法:由于五脏六腑十二经脉都是表里相通的,所以在治疗上,一经有病,可取与之相表里的经脉同治,往往可以加强疗效。这是因为,表里二经都是内外相通的,表经均属腑而络脏,里经都属脏而络腑。在体表,表经的别络必走里经,里经的别络必走表经,也构成了相互连缀的整体。十二经别的离合,也是表里二经并行相配的,《灵枢·经别》中对此记载得很详细。再如十二经脉流注的路线,手太阴注于手阳明,足阳明注于足太阴等,亦系表里经脉相互传注从而组成整体循环。

表 4　俞穴和募穴表

脏腑	心	肝	脾	肺	肾	心包	小肠	胆	大肠	胃	膀胱	三焦
俞穴	心俞	肝俞	脾俞	肺俞	肾俞	厥阴俞	小肠俞	胆俞	大肠俞	胃俞	膀胱俞	三焦俞
募穴	巨阙	期门	章门	中府	京门	膻中	关元	日月	天枢	中脘	中极	石门

　　基于上述,表里配穴法确能在临床上加强治疗效能,在古今针灸家的处方中常常可以见到。另外,古人还有一种常用的特殊配穴方法,名为"主客原络法",也是根据脏腑经络表里关系而来的。其法本经有病取本经的原穴,再配相关经脉的络穴,这样一表一里、一主一客相配合的方法,就是命名意义的来源。十二经脉表里关系和主客原络相配腧穴见表5、表6。

表 5　十二经表里相配表

表(阳)	手阳明大肠经	手少阳三焦经	手太阳小肠经	足阳明胃经	足少阳胆经	足太阳膀胱经
里(阴)	手太阴肺经	手厥阴心包经	手少阴心经	足太阴脾经	足厥阴肝经	足少阴肾经

表 6　十二经主客原络相配表

主	主经	肺经	大肠经	胃经	脾经	心经	小肠经	膀胱经	肾经	心包经	三焦经	胆经	肝经
	原	太渊	合谷	冲阳	太白	神门	腕骨	京骨	太溪	大陵	阳池	丘墟	太冲
客	络	偏历	列缺	公孙	丰隆	支正	通里	大钟	飞扬	外关	内关	蠡沟	光明
	客经	大肠经	肺经	脾经	胃经	小肠经	心经	肾经	膀胱经	三焦经	心包经	肝经	胆经

　　(3)纳支配穴法:这是一种按十二经经气流注时刻取穴的方法,也就是十二经和地支配合应用法。十二经的气血各有最旺盛的时刻,古人认为当某一经经气大盛时,对此经施以针灸,效果非常显著,这种按时取穴的方法称作纳支法,目前临床上应用的人已比较少了。其具体的配穴方法,是按病的虚实,在病经经气流注所至,气血最盛时取该经的子穴或母穴施行补泻,然后再配合其他对症效穴同用。例如胃实证,在施用纳支法时,可在上午7时正取该经的子穴(金井穴)厉兑施用泻法,然后再配用中脘、脾俞、胃俞等对症效穴,往往可以加强疗效。下附纳支法补泻时辰及取穴环周图(图1)以备查考。

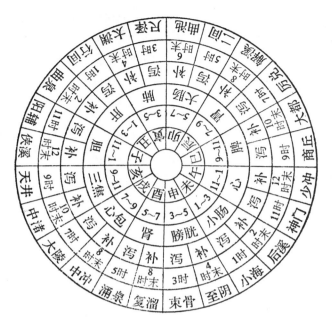

图 1　纳支法补泻时辰及取穴环周图

（4）刚柔相配法：此是十二经和十天干相合应用的方法。古人根据河图的古老哲学思想，把十天干分成五组，隔五相合，即甲与己合，乙与庚合，丙与辛合，丁与壬合，戊与癸合。这种关系就是夫妻刚柔配合法。十二经配十天干相合如表 7。

表 7　脏腑夫妻相配表

阳干—刚—夫	甲	丙	戊	庚	壬
	胆	小肠	胃	大肠	膀胱
阴干—柔—妻	己	辛	癸	乙	丁
	脾	肺	肾	肝	心

心包为阴血之母，三焦为阳气之父，同属相火，所以三焦属丙，心包属丁，这种配合法在古人歌赋中或成方中常可见到。例如《玉龙歌》说："膝盖红肿鹤膝风，阳陵二穴亦堪攻，阴陵针透尤收效，莫将补泻等闲看。"阳陵泉属胆经，阴陵泉属脾经，这就是甲己合用。其他例子很多，不胜枚举。

（5）五输穴的配用：五输穴应用的方法很多，最普通的要算子母补泻配穴法了。所谓五输穴又叫五行穴,就是四肢肘膝以下十二经的井、荥、输、经、合五穴,《难经·六十九难》说:"虚者补其母,实者泻其子。"就是当某经患虚性疾病时,可泻本经的子穴及子经的子穴。这种方法在内脏相互之间不能平衡时,应用最多。

下面将十二经子母补泻用穴列成表格(表8)以便查考。

表8　十二经子母补泻取穴一览表

穴名　　　　补泻 经名	虚补其母		实泻其子	
	本经母穴	母经母穴	本经子穴	子经子穴
肺(金)	补土 太渊	太白	泻水 尺泽	阴谷
大肠(金)	补土 曲池	足三里	泻水 二间	通谷
小肠(火)	补木 后溪	足临泣	泻土 小海	足三里
心(火)	补木 少冲	大敦	泻土 神门	太白
肾(水)	补金 复溜	经渠	泻木 涌泉	大敦
膀胱(水)	补金 至阴	商阳	泻木 束骨	足临泣
脾(土)	补火 大都	少府	泻金 商丘	经渠
胃(土)	补火 解溪	阳谷	泻金 厉兑	商阳
肝(木)	补水 曲泉	阴谷	泻火 行间	少府
胆(木)	补水 侠溪	通谷	泻火 阳辅	阳谷
心包(相火)	补木 中冲	大敦	泻土 大陵	太白
三焦(相火)	补木 中渚	足临泣	泻土 天井	足三里

（6）八脉八穴相配法：这是以手足部的八个腧穴和奇经八脉相配合，按照其相合循行的路线，作为临床配穴依据的一种方法。参考表9。

表9　奇经八脉交八穴表

$$
\text{奇经八脉}\atop\text{交八穴表}
\left\{
\begin{array}{l}
\left.\begin{array}{l}\text{公孙}\\\text{内关}\end{array}\right\}\text{一通于}\left\{\begin{array}{l}\text{冲脉}\\\text{阴维脉}\end{array}\right\}\text{合于胃、心、胸，主以上各部病}\\[6pt]
\left.\begin{array}{l}\text{后溪}\\\text{申脉}\end{array}\right\}\text{一通于}\left\{\begin{array}{l}\text{督脉}\\\text{阳跷脉}\end{array}\right\}\text{合于目内眦、颈、项、耳、肩、膊、}\\\qquad\qquad\qquad\qquad\qquad\text{小肠、膀胱，主以上各部病}\\[6pt]
\left.\begin{array}{l}\text{临泣}\\\text{外关}\end{array}\right\}\text{一通于}\left\{\begin{array}{l}\text{带脉}\\\text{阳维脉}\end{array}\right\}\text{合于目锐眦、耳后、颊、颈、肩，主以上各部病}\\[6pt]
\left.\begin{array}{l}\text{列缺}\\\text{照海}\end{array}\right\}\text{一通于}\left\{\begin{array}{l}\text{任脉}\\\text{阴跷脉}\end{array}\right\}\text{合于肺系、咽喉、胸膈，主以上各部病}
\end{array}
\right.
$$

这种配穴法，就是把八脉八穴分成四组，即公孙配内关，其脉会合循行之处在胃、心、胸之间，主治胃与心胸之疾；后溪配申脉，其脉会合循行之处在目内眦、颈、项、耳、肩、膊、小肠、膀胱之间，故主以上各部病；其他临泣配外关，列缺配照海，都是一样。治疗各自所主处的疾病时，除了取用此八穴外，也应该再配用对症效穴。例如脐腹胀满，食不消化，这是属于肠胃方面的病，应取公孙、内关，再配天枢、水分、内庭等穴，这样在治疗上可产生良好的效果。

（7）对症配穴法：这种配穴方法临床上应用最广，就是针对症状和病理，选配腧穴。有的是选用单穴，例如咳嗽、多痰常加丰隆，喉痒常配天突，咯血加取尺泽等。也有加用古今小型有效成方的，如兼胃病常取内关、足三里，利水常配阴陵泉、水分等，大都是根据古人歌赋中的成方，临症加减，灵活运用。这种配穴法，可以说是临床上应用最广泛的一种。

（8）郄穴和会穴的应用

1）郄穴：是气血深集之所，临床上常用来治疗急性疾病，往往可以起缓急的作用，如心痛可取阴郄，胃痛可取梁丘等。郄穴共有十六个，参看表10。

表10　郄穴一览表

心经	肝经	脾经	肺经	肾经	心包经	小肠经	大肠经	膀胱经	三焦经	胆经	胃经	阳跷	阴跷	阳维	阴维
阴郄	中都	地机	孔最	水泉	郄门	养老	温溜	金门	会宗	外丘	梁丘	跗阳	交信	阳交	筑宾

2）会穴：人体中脏、腑、筋、骨、血、脉、气、髓皆有会合的处所，就是八会穴。

《难经·四十五难》说："热病在内者,取其会之气穴也。"秦越人的意见,会穴的主治性能,仅限于脏、腑、筋、骨、血、脉、气、髓等的热性病变;但是目前一般处方中,凡脏、腑、筋、骨、血、脉、气、髓的一切病证皆可取会穴施治。例如血会膈俞,可以统治一切血证;气会膻中,可以治疗一切气病。八会穴名称详见表11。

表 11　八会穴一览表

脏会	腑会	筋会	髓会	气会	血会	骨会	脉会
章门	中脘	阳陵泉	悬钟	膻中	膈俞	大杼	太渊

四、小结

本文讨论了三个问题:针灸的辨证论治程序、针灸治病的原则、处方配穴的原则,都是学习针灸的基本知识,如果能掌握了这些知识,不论在临床上或是阅读古典著作方面都可有很大的帮助。

按: 本文原载《上海中医药杂志》1958 年 12 月号,是一篇总论针灸治病原则的综合性论文,直到目前还有一定参考价值,原文中有关针刺手法的部分,因与《陆瘦燕朱汝功论刺灸》重复,已予删节。

切诊在针灸临床上的运用

切诊是中医四诊之一。切诊所得的结果，是辨证论治的重要依据。就针灸临床上应用的范围而论，它包括切脉、按触皮部和经脉、腧穴等。兹分论如下。

一、切脉

《灵枢·九针十二原》篇中说："凡将用针，必先诊脉。"故切脉的诊断方法，不但在中医其他各科居于首要的地位，即在针灸临床上也是决定针刺补泻、深浅及刺灸宜忌的重要依据之一。

根据文献记载，切脉有人迎、寸口、三部九候等法；有关这些方面的资料，散载于《灵》《素》各篇，本文不拟复赘。兹姑举其中湮而不彰者，讨论如下。

1. **切脉求源** 《回溪脉诀》中说："治病必求其本，本之为言根也、源也，世未有无源之流，无根之本，澄其源则流自清，灌其根而木自茂，自然之理也；故善为医者，必责之根本。"是故诊脉必求其源。

（1）肾间动气：《难经·八难》说："十二经脉者，皆系于生气之原；所谓生气之原者，谓十二经之根本也，谓肾间动气也，此五脏六腑之本、十二经脉之根、呼吸之门、三焦之原。"对肾间动气的意义，虞庶认为是"人之所受父母之原气"，也是人体生命的源泉，临诊时当然不可不候。肾间动气的所在部位，晋代王叔和认为动气可出现于脐上脐下，或左或右；杨玄操则认为即丹田（关元之别名）之处，位于脐下3寸。一个正常的人，阴阳协调，元气应该潜而不越，故其动应徐缓而不现躁急，一息四五至，与寸口脉相应；如果患者元阴不足，失其固摄之权，阳气偏亢，而致躁越，动必应手而弦，治当补其元阴之气。取穴如太溪、复溜、肾俞、关元等；严重时则动而结代，说明元阳之气已衰，而五脏六腑、十二经脉之气亦将随之而绝，疾病往往会发生变化，此时当灸关元、气海等穴，温固元阳，以防暴脱。

（2）虚里之脉：《素问·平人气象论篇》说："胃之大络，名曰虚里，贯膈络肺，出于左乳下，其动应衣，脉宗气也……绝，不至，曰死；乳之下，其动应衣者，宗气泄也。"虚里脉位在左乳之中，出于第4、第5两肋之间，在临床上有诊断"宗气"

虚实变化的意义。察之虽然应手，但应动而不紧，缓而不急，此乃正常之象；如果察之动微而不应于手，则为不及，是宗气内虚之候；反之，望见其动，外应于衣者，此为太过，则是宗气泄越；其动微则病轻，动甚则病重。此类情况，多见于阴虚气怯的患者，治疗应以滋阴降火为主。如补肺俞、脾俞、肾俞等穴，以培补脾胃、兼理肺气；并补复溜、太溪，以滋阴壮水而制阳亢；泻列缺能清肺热；泻行间可降肝火之炽逆，兼补膻中一穴，以调节一身之气机，这样，疾病就有恢复之望。

2. 冲阳、太溪脉　冲阳、太溪两脉，分属胃、肾两经，与寸口右关及两尺相应，同候脾、胃及肾脏之气。明代李中梓有"冲阳者，胃脉也；盖土者万物之母，冲阳脉不衰，胃气犹在，病虽危，尚可生也……太溪者，肾脉也；盖水者天一之元，太溪不衰，肾犹未绝，病虽危，尚可生也"的论述。笔者在临床中体会到：凡太溪脉濡细者，寸口尺部亦常现微弱；冲阳脉细弱者，寸口右关亦相应细小；上盛下虚者，寸口常大于冲阳、太溪；下实上虚者，寸口常小于冲阳、太溪；如果"冲阳"偏亢，则常胃火有余；"太溪"独盛，则相火常炽。病情比较严重的患者，诊其太溪、冲阳两脉，对预后判断亦有所帮助。盖土为万物之母，冲阳脉气不衰，说明胃气犹存，病虽重而生机未绝；但脉旺弦急，木来克土，则预后常为不良；如果胃气衰竭，冲阳脉就会绝而不至，《内经》称为"脉无胃气"，乃极为凶险之候；但如果冲阳偶绝而太溪脉盛者，则是肾气未绝，先天之根未断，纵然危候，还有转机的希望；若太溪脉绝，那就说明病已垂危，死亡即将踵至；所以医家常有"太溪脉绝者不治"和"太溪脉绝，百无一救"的说法，在临床上确有其参考的价值。

3. 颔厌、太冲脉　颔厌脉，在曲周颞颥上廉，属足少阳胆经之脉，以候清空；"太冲"则处于足大趾本节后一寸半歧骨间陷中，足厥阴所注为俞，以候肝气。对此两脉，笔者体会到：凡有肝阳上逆症状的，其颔厌脉搏动往往较甚，而寸口及太冲脉常较弦细。也有个别病例，因脾肾两亏、中气下陷，其颔厌脉的搏动，则现微弱而不易触到，寸口三部及太冲脉亦常相应的细小微弱。前者应补（或温灸）"涌泉"穴以引导气血下行为主，更泻"行间"以平肝息风，补"太溪"以滋水涵木；后者为中气下陷，治疗上就该首先灸治"百会"，以引导清阳之气上升，并取脾俞、肾俞、足三里等穴，补益脾肾，以治其本。

4. 左右偏胜　《灵枢·官能》说："左右不调，把而行之。"故针灸治病，必切诊左右脉搏，视其有无偏胜的情况，然后给以适当的治疗。古人虽然认为男子主气左大为顺，女子主血右大为顺，但以笔者管见所及，则认为脉现左右偏胜，究非善象。临床上凡左右气血偏胜的病人，其脉象就会出现左右不能平衡的情况。例如在中风发作前后每多此象，如果医者能及时发现，适当处理，则可防病于未然，而收事半功倍之效。

二、触察皮部

皮部，是经络系统在体表的附属部分。人体上不同的皮部都归属于一定的经络渗灌范围，故为脏腑、经脉在体表的代表区域。当外邪内传时，表现得尤为突出。如果某部分皮部受了外邪，与其相联系的经络，就会因此而发生病变，甚则入传内部所联属的脏腑，导致各种疾患。临床上利用这一关系，也可作为辨证的依据。其中以触诊皮肤的寒热润燥，比较重要。某一皮部出现寒热的症状，都与该部所属经脉或内脏的寒热病理变化有关，可取用该经脉的腧穴，以"热者清之、寒者温之"的原则来进行治疗。至于皮肤润燥与疾病的关系，一般所见：湿润温暖者，多为外感风热之症；湿而冷者，多见于大汗之后，或为盗汗、绝汗的指征。再如干燥而灼热者，多属风寒壮热之病；粗糙如鳞片者，常见于秋燥或阴虚劳损的病人。临床上须针对病因，做不同处理。

三、切按经脉、俞穴部位

以切按经脉和俞穴的部位作为诊断疾病的重要依据，是针灸辨证论治与其他各科所不同的特点之一。具体内容，概分下列几点。

1. **膀胱经背部俞穴与督脉**　检查时，以脊背部为主，医者用右手拇指紧贴于患者背部棘突之左侧或右侧，施以适当的压力，一般先从第12胸椎向第11胸椎方向推，再由尾椎向腰椎推压，正常人脊椎排列整齐，无压痛。根据一般文献报道，脊椎的变化（不包括生理畸形）大概有棘突凸起、凹陷、偏向等三种。至于脊椎两旁膀胱经第1行的变化，以背部各俞穴与脏腑的关系最为密切。背俞穴是脏腑之气注输于体表的部位，脏腑居于胸腹，其气皆注输出于背部足太阳经，因此，结合十二经脉标本根结及四气街的关系，组成了反映经脉脏腑疾病的反映系统。同时，根据《素问·风论篇》"风中五脏六腑之俞，亦为脏腑之风"的道理，可知背俞穴又是人体感受外邪的门户，所以当内脏或经脉有病时，往往可以在各该脏腑或经脉的背部俞穴上触及异样的变化。这一关系，目前已有人与西医学中内脏和脊神经分节联系的理论相结合而应用于临床。兹将其内容，列表如下

（表12）。

2. 脏腑的募穴、原穴及合穴　募穴是脏腑经脉之元气所聚集的地方，徐大椿《难经经释》："募，气所结聚处也。"原穴是五脏禀受俞穴之气，也就是经气的处所，《灵枢·九针十二原》说："十二原者，五脏之所以禀三百六十五节气味也。"合穴（六腑之合）是阳脉别入于内，属于六腑的部位，《灵枢·邪气脏腑病形》说："此阳脉之别入于内，属于腑者也。"为此，凡是脏腑经络有病，也可以通过诊察各脏腑的募穴、原穴或合穴来求得确诊，或者通过按切全身脏腑的募穴、原穴或合穴，因发现压痛而推断其所属内脏及经脉的疾病。

表12　各椎与疾病的关系

椎　别＼椎数与疾病	椎　　数	与疾病的关系
胸椎	第1～第3椎两旁各1.5寸	心
胸椎	第1～第4椎两旁各1.5寸	肺、心、上肢
胸椎	第2～第5椎两旁各1.5寸	肺、支气管、心
胸椎	第5～第8椎两旁各1.5寸	胃、十二指肠
胸椎	第8～第10椎两旁各1.5寸	肝、胆
胸椎	第10～第12椎两旁各1.5寸	脾、胃、肠
腰椎	第1～第4椎两旁各1.5寸	肾、下肢
骶椎		男女生殖器、泌尿系统

3. 有关经脉的腧穴　腧穴最初是通过阿是穴的形成而被人们发现的，故任何腧穴，在一定条件下，都有反映内脏或经脉疾病的作用。根据此一特点，临床上利用切按腧穴的压痛所在，除可根据所属经脉及内脏关系判断病情外，还应考虑到经脉的交叉与交会及经别的离合出入等的影响，这样才能正确地得出诊断的结果。

四、医案举例

1. 颌厌脉

案1　范某，女，29岁，机关干部，1963年5月24日初诊。

左耳失聪，颞部掣痛，病方逾旬。迩来眩晕时作，心悸健忘，失眠，纳呆，脘痞，腰酸，寸口脉濡数带弦，太冲大于冲阳，颌厌盛于太溪，舌苔薄腻；病系心肾不足，中土困倦，肝胆之火浮越，挟痰火乘袭耳窍；诊为上盛下虚，正虚邪实之候，治拟育阴潜阳,清泄肝胆,佐以健脾化浊。

印象:耳聋、偏头痛。

处方:翳风₋,听宫₋,中渚₋,颔厌₋,丝竹空₋,太溪₊,太冲₋,足三里₊,丰隆₋,听会₋。

手法:捻转、提插。

二诊(5月27日) 偏头掣痛大减,病去其半,神宁眠安,耳聋稍聪;寸口脉平,颔厌转静,唯太冲仍大于冲阳,苔薄腻,病势虽减而余邪未清,再宗原意出入。

处方:翳风₋,听会₋,中渚₋,丝竹空₋,听宫₋,颔厌₋,肾俞₊,太冲₋,足三里₋,丰隆₋。

手法:捻转、提插。

三诊(5月31日) 气候骤变,头痛复作,左耳听觉亦减;寸口脉浮而弦滑,颔厌脉又显亢盛,苔薄白。

此系余邪未清,又复外感,厥阴气火挟痰再凌心肾之窍,气机失宣之故。治当佐以通表之法。

处方:颔厌₋,听宫₋,风池₋,翳风₋,中渚₋,太溪₊,太冲₋,丰隆₋,外关₋。

手法:提插。

1个月后随访,据诉:5月31日来诊后,次日诸症若失,迄今未曾复发。

2. 太溪脉

案2 赵某,男,33岁,机关干部,1963年4月27日初诊。

少年斫伤过度,真元耗损,精不化气,以致呼吸不续,发为哮喘,并有头晕目眩,梦遗频频,心悸,健忘,神疲,肢倦,腰背酸楚,病延十载,久治无效,脉沉细而数,尺部虚大,太溪盛于冲阳,苔薄质绛。按脉论症,系属肺肾两亏,阴虚阳亢所致,治拟滋阴降气,固精安神为主。

印象:哮喘、遗精。

处方:肺俞₊,天突₋,关元₊,肾俞₊,太溪₋,复溜₊,神门₋。

手法:提插。

注:俟太溪脉转静,可改用补法。治疗12次为一个疗程。

二诊(4月29日) 太溪依然亢盛,相火浮而未潜;寸口沉细弦数,苔薄,舌质稍转淡润,睡眠较酣,余证如前,再拟原法。

处方:肺俞₊,天突₋,关元₋,肾俞₊,太溪₋,神门₋,然谷₋。

手法：提插。

三诊(5月3日)　睡眠安宁，精神渐振，眩晕稍平，但乱梦犹多，遗精亦未明显改善；脉来沉细弦数，太溪稍为转静，冲阳微起；治宗前法出入。

处方：肺俞+，肾俞+，神门_，大陵_，气海+，关元+，太溪_，复溜+。

手法：捻转、提插。

四诊(5月6日)　近来睡眠得宁，精神倍增，遗精已止，眩晕已无，脉来沉细，太溪平静；此相火已潜，当补太溪以加强滋肾之功效，余宗前法。

处方：肺俞+，肾俞+，神门_，大陵_，气海+，关元+，太溪+，复溜+，天突_。

手法：捻转、提插。

五诊(5月10日)　诸症次第减轻，睡眠甚好，唯近日肺失肃降，略有微喘，间有少量遗精；脉沉细微弦，太溪脉亦较亢盛，舌苔薄黄，疗效尚未巩固，治当再泻太溪，以观后效。

处方：肺俞+，肾俞+，天突_，气户_，神门_，气海+，关元+，太溪_，然谷_，复溜+。

手法：捻转、提插。

至第10诊，太溪脉复转平静，相火再度归潜，第12诊后，疗程结束，诸恙悉平。为巩固疗效起见，建议小暑节后，来门诊部灸治。

3. 脐下动气、虚里之动

案3　韩某，女，28岁，职员，1961年7月17日初诊。

周身骨节酸楚已10年余，伴有心悸，怕冷，纳呆，面跗浮肿，脉弦滑，苔薄腻。曾服中药7剂，未获显效。西医检查：心尖区有Ⅰ级收缩期杂音，心率108次/分，律齐，心界未明显扩大。X线胸透，心搏加速，诊断为心动过速。自1961年7月至1963年8月断续针治18次，效果亦不明显；8月7日，病者面色㿠白，形盛质虚，足跗浮肿，心悸，甚时达120～130次/分，手足爪甲青紫，气促、胸闷，兼有失眠；脉来弦细而数，两尺无神，脐下动气急躁，虚里之动略应于衣，舌绛苔薄；此系肾气不足，宗气泄越，离火妄动，经气失宣；治拟宁心安神，蠲痹宣络，兼固其本。

印象：怔忡、短气、失眠、痹证。

处方：魂门_，神门_，内关_，关元+，足三里+，合谷_，太冲_。

手法：捻转、提插。

8月9～8月12日连诊三次,心悸较宁,睡眠转酣,唯脊椎有压迫感,不耐久坐,仍以原方施治。8月19日晨,心悸又作,气急胸闷,频频欲吐,背部酸痛渐向下移。8月21日,针后心悸即宁,胸闷得畅,气逆轻减,唯背尻疼痛难支,转侧尤甚,再用原方。8月26日,2日来突然发高热,诸症又作,脉浮数而细,苔薄白质红,因虑外邪未清,加用疏邪之法,原方加用列缺_。8月30日,针后心悸又减,唯腰尻疼痛较甚,因加腰阳关_。9月4日至11月20日,续治20次,诸症渐次消失而巩固,心悸基本痊愈,面色红润,跗肿已退,睡眠安稳,关节痛楚舒解,脉来缓而有神,虚里之动已不应衣,脐下动气缓而不急。目前已恢复工作。

4. 寸口左右偏胜

案4 曹某,男,59岁,1963年6月24日初诊。

眩晕2个月,头颅右倾及仰首时为甚,伴有恶心、耳痒、胸脘痞闷等症;形盛色滞,脉来寸口左缓、右弦滑,颔厌强实,太冲、太溪盛大,舌边红,苔腻;此系肾阴不足,中土失运,相火挟痰上凌清旷,左右偏胜之候;治宜益肾柔肝,佐以化浊。

印象:眩晕。

处方:风池_,百会_,翳风_,中渚_,太溪_,复溜+,丰隆_,太冲_,三阴交+。

手法:提插。

二诊(6月28日) 眩晕稍减,纳呆脘闷较舒,太冲、太溪脉见缓,冲阳转盛,唯左右寸口仍偏胜;厥阴气火渐平,中土已有振复之机;唯痰浊未清,相火未全平静。原方加肾俞+、脾俞+。7月1日,眩晕已减,虽轻微转动头颅,亦无大晕,寸口脉渐趋均衡,唯颔厌仍亢,太溪尚大,太冲较静,舌苔薄腻,边红略淡。厥阴风阳渐息,唯水中之火仍炽,再拟滋水化浊,用原方施治。7月5日至8月26日,连治16次,眩晕渐愈,颔厌、太冲、太溪脉转静,唯寸口脉仍微见偏胜,因嘱停止治疗。

三诊(10月18日) 据诉因琐事郁怒,以致眩晕又作,面赤烘热,脉来寸口细弦,仍右大于左,太冲脉弦,颔厌又亢,太溪无变化。此系怒动肝气,厥阴气火陡盛,治拟柔肝化浊。

处方:风池_,颔厌_,百会_,关元+,太溪_,丰隆_,行间_。

10月21～10月28日,连续三诊,眩晕复平,脉来转静,因再停治观察。

五、小结

（1）本文认为切诊是针灸辨证论治的主要内容之一，运用得正确与否，对提高针灸疗效有直接关系。

（2）本文对"诊查脐下动气""虚里之动"及太溪、太冲、颔厌、寸口等脉在针灸临床上的运用，做了重点叙述，并提出了个人的临床体会；同时，对切按皮部与经络、俞穴等内容亦做了一些介绍。

按： 本文原载《上海中医药杂志》1964 年 1 月号。陆氏在本文中根据古代文献记载，结合自己的临床经验，提出除切寸口脉以外，还应切"肾间动气""虚里之脉""冲阳""太冲""太溪"等脉，发先贤隐没之秘，丰富了切诊的内容，给我们以很大的启示。除了切脉以外，陆氏还重视经络穴位的压诊，联系他对经络、俞穴和针刺手法等理论的阐发和实际运用，反映出陆氏的学术思想，是独具一格、自成体系的。现全文收辑。

谈谈笔者在针灸临床上的点滴体会

本文仅就毫针、温针、五行学说在针灸临床上应用的一些问题，谈谈个人体会。

一、谈谈毫针

关于针具，古时有九针的分别（九针：一镵针、二员针、三锟针、四锋针、五铍针、六员利针、七毫针、八长针、九大针）。目前我国所常用的有粗细两种。粗针是指直径在 1/4 厘米左右，长约 20 厘米的金属针具；细针乃取法于古时的毫针，改良而成。现今市上出售的类号很多，粗细长短均有，目前应用比较广泛。

《灵枢·九针论》："七曰毫针，取法于毫毛，长一寸六分，主寒热痛痹在络者也。"《灵枢·刺节真邪》："刺寒者，用毫针也。"《针灸甲乙经·九针九变十二节刺五邪》："毫针者，取法于毫毛，长一寸六分，令尖如蚊虻啄，静以徐往，微以久留，正气因之，真邪俱往，出针而养，主以治痛痹在络者也，故曰病痹气补而去之者，取之毫针。"根据以上文献看来，古人一致认为毫针适用于寒邪痛痹之浅在络脉者，但我认为毫针的适应范围，远不是那样狭窄。毫针细如毫毛（约相当于目前30～32 号针），尖如蚊虻之啄，相当圆利；长一寸六分，修短适度，故能搓转自如，提插应手，较之其他针具，有徐缓和平、不伤正气的特点，所以我觉得古法九针，虽各有所宜，但用途之广，首推毫针。

中医治病，是从整体观念出发的，除了主张积极祛邪外，还强调扶正，不能伤正。《素问·五常政大论篇》说："病有新久，方有大小，有毒无毒，固宜常制矣，大毒治病，十去其六，常毒治病，十去其七，小毒治病，十去其八，无毒治病，十去其九，谷肉果菜，食养尽之，无使过之，伤其正也。"虽然这是对药物而言，但"无使过之，伤其正也"的告诫同样适用于针灸方面，因此古人对针刺深浅、补泻的法度，言之甚详，并郑重地垂示后人不能刺泻过度，以免伤正。盖"邪之所凑，正气必虚"，人体之所以感受外邪侵袭，多在正气虚损，抗病力低落之时，所以治疗上攻邪之时应避免伤正。此外，针灸本身会造成创伤，每针一穴，必然要使病人该部的组织受伤,毫针既以纤细见长,在施术过程中,给病人所造成的创伤也必然比其他针具轻微。清代《医宗金鉴》对毫针的评价有"养正除邪在徐缓,静入徐出邪正安",又有"凡正气不足之人,用此针之"之议,可见,古人也认为毫针补泻兼宜,养正而能蠲邪,其适应范围之广,当可想见了。

由于毫针纤细灵活,捻转时肌腠损伤较少,所以比其他针具安全,可用于针治全身各穴,无论腹背头面,手足四肢,都可应用。盖所谓三百六十五气穴者,皆神气游行,营卫出入之所,其下或为筋骨血肉,或为五脏六腑,均是人体重要的部位,证诸现代解剖学,在穴位的下面,常有神经干、血管、肌腱内脏等分布,故其重要可知;医生施术得当,一针中穴,往往沉疴立起;但因针具不合,技术未谙,而发生事故的也不在少数;轻者大伤其元气,重者立毙于针下。近年来国内一些针灸伤亡事故的报告,其中由于针具选择不当的也为数不鲜。唯有毫针,纤细徐缓,即或不慎刺到血管内脏,也不致造成严重创伤,危及生命。就是若干禁针的穴位,笔者在临床上用毫针刺之,也并无不良反应。对此,承淡安先生在《中国针灸学》上也有同样看法,先生曾说:"今日针家所用之针,仅为 0.2～0.4 毫米之细针,比以前之针要小 1/6 至 1/10,故古人认为禁针穴,每有行之反得良好之效果者,亦有不发生恶影响者,日本若干针家,谓今日之针细,不论如何之部位,皆可刺云……"可见毫针宜于全身各穴。虽然如此,但对一般不懂解剖,技术未娴,没有丰富经验的针灸医生来说,仍应恪守古训,不可轻视穴禁,以免造成事故。总之,毫针比之粗针,在安全程度上要稳妥可靠得多。

因为毫针的针体柔细,在捻运搓转时阻力极小,同时进穴容易,毫不费力,使病人减轻不少痛苦,从而消除其对针灸的畏惧心理。

毫针虽具以上许多优点,但是由于针体细软,容易弯曲,必须勤练指力、腕力,俟纯熟后才能进退自如;此外,针芒不宜过锐,应稍带圆形,否则也容易使病人发生痛感。针体如有伤痕,就该摒弃不用,平时应细加检查,以免进针后发生折针事故。必须泻血的疾病,毫针就不适用,而应采用锋针(按:锋针其刃三隅,即今之三棱针)。

此外,如刺深邪远痹、肌肉丰厚的部位,毫针太短太细也不适用。当取长针,长针就是目前的环跳针。《内经》记载的式样可能和现在的有些出入,《灵枢·九针十二原》篇:"长针者,锋利身薄,可以取远痹。"《灵枢·九针论》篇:"八曰长针……长七寸,主取深邪远痹者也。"根据《灵枢》"身薄"二字来理解长针,则针形应该是扁的,但是这样的针具捻转上很有困难,如何能取深邪远痹呢？本人查考了《甲乙》《太素》等书,均是一气相承,都称"身薄",又似乎不能疑为衍文。张景岳的《类经图翼》,吴谦的《医宗金鉴》,大约也感到"身薄"二字的不妥,而将其改成"长其身"了。

长针一般应用在病邪深藏、痹气远居的疾病和肌肉丰厚的部位。目前市上所售者,粗细均有,细的(30 号左右)实际上就是毫针加长了它的针体而已,其作用当然也和毫针一样,但是病邪深处,十分纤细的毫针,攻泻力弱,不易引导邪气外出,所以如髀枢痛等就应采用比较粗的长针了(28～26 号),但是由于针体较粗,肌腠损伤较多,因此必须掌握疾病的虚实、病人的体质。凡正气已虚,老弱妇孺,仍当审慎,不可过度提插,或者仍用较长的细毫针为妥。

二、温针

1. **温针的起源**　温针的出处问题,历来没有准确的查考,明代杨继洲著《针灸大成》中有一段节录王节斋的话说:"近有为温针者,乃楚人之法,其法针穴上以香白芷做圆饼套针上,以艾灸之,多以取效……"王节斋亦明人,其称"近有温针者",似乎温针之法流行已晚在元明之季,其实温针早在汉时已有盛行,张仲景著《伤寒论》中,就曾不止一次地提到温针,例如:"太阳病三日,已发汗,若吐、若下、若温针仍不解者,此为坏病。""太阳伤寒者,加温针必惊也。"

仲景乃后汉楚人,其籍贯适与节斋所称"楚人之法"相合,故今之温针似可信为古之遗法。《灵枢·官针》篇在九刺中,有一种叫焠刺的,其文曰:"焠刺者,刺燔针则取痹也。"《灵枢·经筋》篇对诸经筋痹证均用"燔针",和目前临床上治疗痹证时采用温针的方法相同,明代吴崐《黄帝内经素问吴注》中说:"燔针者,内针之后,以火燔之暖耳,不必赤也;焠针者,用火先赤其针,而后刺,不但暖也,此治寒痹之在骨也。"从吴崐所举燔针的操作方法上看来,古之燔针可能就是目前的温针,所略有异者,不过燔针是以火取暖,温针是用艾加温,唯在使用的燃料上似乎有些差别而已,其实原理是一样的。至于焠针,杨继洲《针灸大成》中也有记载说:"火针即焠针,频以麻油蘸其针,灯上烧令其红,用方有功……"据此,则燔针即温针,焠针即火针,似可统一了。

2. **温针的应用**　温针和灸法是截然不同的。温针的作用是取其温暖,使病人不觉其烫,借以帮助针力之不足,给以适当的温通作用;而灸法是借艾火之力,振阳温经而起陷下,发挥祛散阴寒的效能。所以,临床上温针只要取其温暖即可,不需烧之灼热,这一点和灸法是根本不同的。

温针适宜于六淫之邪(风、寒、暑、湿、燥、火)侵袭而致的疾病,如冷麻不仁,走注酸痛,关节不利,经络壅滞,肿胀腹满,瘫、痪、痿、痹四大重症,以及久病经络空虚,荣卫之气不调等病,效果显著,特别对一切慢性疾病之属阴寒者,更为相宜。除高热、肝阳、心悸、惊恐、抽筋、震颤、癫痫、喘息等阴虚证,以及不能留针的病人外,都可适用。

但是使用温针时艾炷不宜过大过多,一般只需灸一壮(如枣核大)就够了。目前一般病人往往要求烧得热,灸得多,也有的医家主张将艾球包于针柄上,与皮肤面靠近(离二三分),必灸至内部感热为止,独不思在知觉已失常态的痿痹病病人身上,待灸至内部感热,往往外面的皮肤已经灼伤,轻者针处红赤,重则溃烂,非但达不到治病目的,反而增加病人痛苦,所谓得不偿失,殊有失温针温通经脉之意。

此外,温针的灸壮多少和艾炷大小,与针具的质料,针体的长短粗细也都有关系,例如粗针、短针、银针等传热较快,艾炷宜小;长针、细针、钢针等传热较慢,艾炷不妨稍大。总而言之,须视金属针质的热传导系数大小而灵活掌握。

最后,是否施用温针就不要用补泻手法了呢?补泻手法是针灸治病的基础,针尾加温,调其荣卫之气,不过是在补虚泻实后起了辅助作用,目的在帮助针力的不足,所以手法的运用,仍是不可偏废,否则舍本求末,是不可能达到预期疗效的。

三、五行学说在临床上应用的价值

众所周知,中医学的基本内容,是以阴阳五行哲学理论为基础来奠定整体观念的治疗法则的。阴阳五行学说,是古代的一种朴素的辩证唯物论。古人通过观察、比拟、推求、实践等过程,将其应用于人体,发展成为中医学理论体系,用它来解释机体的生理和疾病现象,说明体内五脏六腑、营卫气血间的对立统一关系。直到今天,仍有一定实践意义。可是近来有很多人认为阴阳五行学说玄虚奥妙,主张予以废弃。笔者以为阴阳五行学说既然是中医学理论体系的基础,在临床上又有其一定指导实践的价值,若一旦摒弃不用,势必会将中医学完整的体系割裂得支离破碎,结果造成不可弥补的损失。所以笔者想和大家重点讨论一下五行学说在针灸临床上应用的价值问题。

1. 五行与五输穴　所谓"五输穴"，就是指十二经脉中井、荥、输、经、合五穴而言。古人观察到气血在人体经脉内流行的情况，将经脉内气血多少的不同，比之为地理上的十二条河流，就是"经水"；又将脉气自肢体远端出发，渐流渐深的趋势，比之为自然界万川归海的状况。《灵枢·经水》篇说："经脉十二者，外合于十二经水，而内属于五脏六腑，夫十二经水者，其大小、深浅、广狭、远近各不同，五脏六腑之高下、大小、受谷之多少亦不等。"《灵枢·海论》篇也说："人亦有四海十二经水，经水者，皆注于海。"这就是用宇宙间统一的自然现象类比和理解人类生理的朴素唯物观。古人通过这些观察，把气血在经脉中由小而大的流行现象，配合肘膝以下的若干重要穴位，命名为井、荥、输、经、合。《灵枢·九针十二原》篇对此五穴的命名解释道："所出为井，所溜为荥，所注为输，所行为经，所入为合。"这五个穴位因为是气血流经的重要地方，所以在临床上应用得非常广泛，下面仅将其与五行配合应用的问题提出来研究一下。

《难经·六十四难》曰："阴井木，阳井金；阴荥火，阳荥水；阴输土，阳输木；阴经金，阳经火；阴合水，阳合土。十二经起于井穴，阴井木，故阴井木生阴荥火，阴荥火生阴输土，阴输土生阴经金，阴经金生阴合水；阳井为金，故阳井金生阳荥水，阳荥水生阳输木，阳输木生阳经火，阳经火生阳合土。"（表13）

表 13　五输穴所属五行及相生相克关系

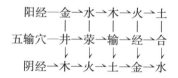

注：直的箭头表示五输穴所属的五行和相克的关系，横的箭头表示相生的关系。

上面的表，概括地说明了《难经·六十四难》的意义，但是为什么阴井是木，而阳井却是金呢？从阴阳交泰的观点来看，就是阴根于阳，阳根于阴，阴阳互根的道理。《难经·六十四难》还说："阴阳皆不同，其意何也？然，是刚柔之事也；阴井乙木，阳井庚金，阳井庚，庚者乙之刚也；阴井乙，乙者庚之柔也；乙为木，故言阴井木也，庚为金，故言阳井金也；余皆仿此。"根据上文的解释，也是说由于阴阳刚柔之理，阳为刚，阴为柔，庚属阳，乙属阴，阴阳之交，乙庚相配而生金，所以阳井属金。六腑为阳，所出之井为庚金，庚金者大肠也，腑以大肠为先，这就是阳经第1穴是井金之理。乙者木也，为庚金之柔也，五脏属阴，所出之井为乙木，乙木属肝，脏以肝木为首，这也就是阴经第1穴是井木之理。其他阳荥水，阴荥火，阳输木，阴输土，阳经火，阴经金，阳合土，阴合水，表面上均是阳经的穴位克制阴经的穴位，但乙庚相合、丁壬相合、甲己相合、丙辛相合、戊癸相合，阳者为刚，阴者为柔，刚柔相济，夫妻相配，体现了阴阳互根之理。

在运用五行穴（即五输穴）之前，还须明确十二经络阴阳五行的相配，及五行生克的规律，兹表解如表14。

表14　脏腑经络表里阴阳五行相配

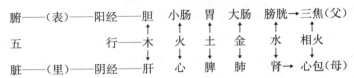

腑——（表）——阳经——	胆	小肠	胃	大肠	膀胱→	三焦（父）
五　　　行——	木	火	土	金	水	相火
脏——（里）——阴经——	肝	心	脾	肺	肾→	心包（母）

上表所示，脏腑表里阴阳五行各有所属，唯阳经纳入三焦，为阳气之父，寄于阳经；阴经纳入包络，为阴血之母，寄于阴经，同属相火。

图2中外面双线顺时针箭头表示相生，内部五角星单线箭头表示相克。

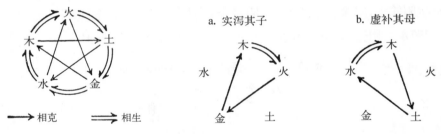

图2　五行相生相克示意图　　　　图3　子母补泻机制示意图

理解了以上一些问题后，可以讨论五行在针灸临床上实际应用的问题了。《难经·六十九难》曰："虚者补其母，实者泻其子。"这就是众所周知的"子母补泻法"，兹图解如图3。

图3皆以肝木为例。a图表示在肝木病实证时的病理和治疗情况；b图表示在肝木病虚证时的病理和治疗情况，现分别说明之。

a图病理：在木实的情况下，火得木之余气，亦必因之而实，火则胜于金也，金受火克而虚，则木无所制而更实，结果造成病理上的恶性循环，转辗不已，不能平衡；这种病理情况在临床上也可以遇到，例如在肝郁的病人，往往主诉有烦心

（心火旺）、叹息、干咳（火凌金）等症状，就是此故。

治疗：古人主张用泻子的方法来打破以上的恶性循环，泻子就是泻火，火受治而衰，则不凌金，金无制则坚能克木，木受金制，则不能实矣，因此就产生了治疗效果。

b 图病理：在木虚的病例中，由于木不制土而致土气有余，土实胜水，故肾水必亏，水者木之母，母虚则肝木益虚，结果形成恶性病理循环。

治疗：虚者补其母，就是将木母肾水补之使实，则水能生木，故肝虚得治；木不虚则土受制，而无犯于水，因此水亦不亏，生木不已，所以虚补其母，五行得以平衡。

2. 五输穴的应用　子母补泻的应用，就是配合五输穴而处方取穴的，例如在肝经病实时，实泻其子，可以取本经的火穴（行间），也可取子经（心经）的火穴（子穴劳宫）泻之；若肝经虚时，当补其母肾水，可取肾经的水穴（阴谷）及本经的水穴（曲泉）补之；在必要时，也可适当配用表经的五输穴，以加强疗效，方法也同上。下面举出一个具体病案为例。

病人，女性，年 35 岁，家庭妇女，已婚。

主诉：食欲不佳，心下作痛已 1 月余。

经过：病人素患贫血，平时心悸易怒；1 个半月前因与邻居吵架，动怒啼哭，当晚未进饮食，次日感觉胸闷，饮食不甘，心下时时隐痛，噫气，大便不畅，时而下利，日久不愈。

检查：舌根厚腻，舌质红绛，脉象弦数，身体消瘦，面色青白，言语时情绪激动。

处方：行间−，大都＋，中脘＋，天枢−。

手法：提插、补泻。

疗效：诊治 4 次而愈。

讨论：血者，肝之养，肝血不足，则木少滋荣；肝者，体阴而用阳，其性主动主升，在志为怒，肝阴不足，肝阳则亢，亢则其气升逆，故病人善怒，心者血之主，血虚则心无以承，无以承则乱动而为悸。今以暴怒拂郁，肝气横逆，志不得伸，遂致木实侮土，土德不运，故胸闷纳呆，心下隐痛。胃者脾之腑，水谷之海，脾气不化，食积于胃，传邪于大肠，故令大便时秘时溏。脉象弦数者知肝气盛也，舌根厚腻者，以有食积也。所以治用疏肝健脾、逐垢通肠之法。取肝经荥火穴（行间）泻之,以去肝实(实泻其子);脾经荥火穴(大都)补之,以治脾虚(虚补其母);佐以中脘(胃募),健运中州之气,开郁解闷;泻天枢(大肠募)以通腑气,而逐肠胃之积垢,故能使阴阳平秘,而收厥效。

　　除了"子母补泻"以外,还有一种"泻南补北"法,《难经·七十五难》曰:"经言东方实,西方虚,泻南方,补北方,何谓也? 然,金、木、水、火、土,当更相平。东方木也,西方金也,木欲实,金当平之;火欲实,水当平之;土欲实,木当平之;金欲实,火当平之;水欲实,土当平之。东方肝也,则知肝实;西方肺也,则知肺虚。泻南方火,补北方水;南方火,火者木之子也,北方水,水者木之母也,水胜火;子能令母实,母能令子虚。故泻火补水,欲令金'不'(衍文)得平木也。"

　　这段经文中"南方火"至"母能令子虚"一节各家意见纷纭,尤其对"子能令母实,母能令子虚"二句最不统一。笔者查阅了数家注解,唯以李东垣所论,较为恰当,其言曰:"子能令母实一句言病因也,母能令子虚一句言治法也,其意盖曰,火为木之子,子助其母,使之过分而为病;今将何以处之,唯有补水泻火之治而已,补水者,何谓也,盖水为木之母,若补水之虚,使力可胜火,火势退而木势亦退,此则虚子之义"。据此,将泻南补北机制示意如图4。

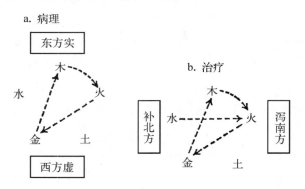

图4　泻南补北机制示意图

　　a图病理:火为木之子,木实则火亦实,火势炎盛则必灼金,金受火侮,虚不胜木,故木实金虚,转辗而成病理循环,火(子)助木(母)使实,所以说:"子能令母实。"

　　b图治疗:补水以制火,复泻之以灭其焰,火衰而不烁金,则金虚得治,金坚而能制木,木因而平,水为木母,补水制火而木势得退,故曰:"母能令子虚。"

　　笔者的理解,在木实金虚的病理机转下,木实生火是肯定的,火实克金也是必然的,所以治疗上泻火救金,以制肝木,这是实泻其子之法,但是金虚何以不补土母呢?因金虚则水亏,木实则土虚,在这样的情况下,直接补土,使之生金,笔者以为也未尝不可,虽然补土有制水之忌(因水亏),但土受木侮已虚,就是补之也不过使之平复而已,不至偏胜而起克水作用。秦越人不补土而益水,其故何在?读《金匮》有"见肝之病,知肝传脾,当先实脾……脾王四时,不受邪,即勿补之"之论,始悟越人之意其在于此。土既不病,补之使实,则犯克水之忌,故取补于水,乃权宜之变法。据上推论,列表如下(表15)。

表15　泻南补北法推衍变化一览表

病　机	疗　法	并现条件
木实金虚	补水泻火	土平无恙
火实水虚	补木泻土	金平无恙
土实木虚	补火泻金	水平无恙
金实火虚	补土泻水	木平无恙
水实土虚	补金泻木	火平无恙

四、小结

本文所介绍的三个问题,乃是笔者个人临床上的点滴体会。其中阴阳五行及五输穴在临床上的应用,近人都以其玄奥而忽略之,笔者认为,如能运用四诊八纲,明确诊断,查明脏腑经络间相互偏胜的关系,运用五行生克之理选取经穴,是有其一定疗效的。

按: 本文原载《中医杂志》1958年9月号。陆氏在文中讨论了毫针、温针,以及五行生克在针灸临床上应用的价值等三个问题,有较大的参考价值,现全文收辑。

针灸治疗面瘫的初步观察

"面瘫"即颜面神经麻痹症,在中医学文献中,称作"口眼㖞斜",也称"口僻",是因其症状的形象而命名的。古人认为本症是由于中了风邪所致,所以历代文献均将其归入风门,概称为"中风"。

一、中医学对面瘫的认识

面瘫一症,在《内经》中早有记载,后世医家代承其说,论著皆以《内经》之说为基础,未有逸出其范围者。本文以笔者学习所得分别归纳介绍如下。

1. 面瘫的病位　虽然古人缺乏现代解剖知识,但是已发现其病在经脉与经筋,因此在《灵枢·经脉》篇和《经筋》篇中,均不止一次地提到了面瘫的病证。后来元代张子和在《儒门事亲》中进一步分析说:"目虽斜,而目之眦骨未尝斜,口虽㖞,而口之辅车未尝㖞,此经之受病而非窍病明矣。"张氏所指出的经病而非窍病,就是承袭《内经》思想的指导而说的。所谓经之受病,当然也指和面颊部有联系的经络和经筋而言。什么是经筋呢?就是近乎肌肉、肌腱和筋膜一类的组织,是和经气有关,依靠经气为养的筋肉。假使分布在面部的经络和经筋有了病变,面瘫的症状也就随之而出现了。兹为进一步了解起见,特将《灵枢·经脉》篇和《灵枢·经筋》篇所载和面颊部有关的经脉与经筋原文节录如下。

(1) 经脉方面:"大肠手阳明之脉,其支者,从缺盆,上颈贯颊,入下齿中,还出侠口,交人中,左之右,右之左,上挟鼻孔。""胃足阳明之脉,起于鼻交頞中,下循鼻外,入上齿中,还出侠口环唇,下交承浆,却循颐后下廉,出大迎,循颊车,上耳前,过客主人,循发际,至额颅。其支者,从大迎前下人迎,循喉咙,入缺盆,下膈属胃络脾……"

(2) 经筋方面:"足阳明之筋,上挟口,合于頄下,结于鼻,上合于太阳,其支者,从颊结于耳前。""手阳明之筋,其支者,上颊,结于頄。""手太阳之筋,直者,出耳上,下结于颌,属目外眦,其支者,上曲牙,循耳前,属目外眦,上颌,结于角。""足太阳之筋,其直者,结于枕骨,上头,下颜,结于鼻,其支者,为目上纲,下结于顑。""足少阳之筋,出太阳之前,循耳后,上额角,交巅上,下走额,上结于顑。""手少阳之筋,其直者,当曲颊,入系舌本,其支者,上曲牙,循耳前,属目外眦,上乘额,结于角。"

从上面的节文中,可以看出分布头面的经筋,虽然六阳皆有(按:手三阳经和足三阳经皆上会于头面),但以足阳明和手太阳为最广,循行于面颊部的经脉,是以足阳明为较长,所以《灵枢·经脉》篇及《灵枢·经筋》篇又指出:"胃足阳明之脉,是动则病,口㖞唇胗。""足阳明之筋,其病……卒口僻。""足之阳明,手之太阳,筋急则口目为僻。"

由此可见,古人认为面瘫病在经脉与经筋,确实是有一定科学道理的。

2. **面瘫的病因**　中医学对面瘫病因认为有内外因之分。隋代巢元方《诸病源候论·风口㖞候》说:"风邪入于足阳明、手太阳之筋……故使口㖞僻。"《妇人杂病门·偏风口㖞候》也说:"偏风口㖞,是体虚受风,风入于夹口之筋……故令口僻也。"《小儿杂病门·中风口㖞邪僻候》说:"小儿中风,口㖞邪僻,是风入于额颊之筋故也。"巢氏认为面瘫的发病虽然男女老少皆有,但其病因均为风邪入于面颊部的经筋所致,这就是外因。

除了巢氏所主张的外因说之外,后来林佩琴《类证治裁》中说:"口眼㖞斜,血液衰涸,不能荣润筋脉。"喻嘉言《医门法律》中也说:"口眼㖞斜面部之气不顺也。"这两位医家认为面瘫也可因气血不足而产生。临床上常常可以见到,面瘫往往在人身体过劳,用脑过度,或睡眠不足,气血耗伤之后发病,或者其人体质素弱,气血两亏,以及妇人新产失血,小儿元气未充,也往往易发面瘫,此即内在因素。

他如肝肾不足,风阳上扰,酒浆无度,痰热生风等所谓类中风症,也往往有面瘫的症状,这些都是属于内因。

3. **面瘫的病理**　《金匮要略·中风历节病脉证并治》说:"贼邪不泻,或左或右,邪气反缓,正气即急,正气引邪,㖞僻不遂,邪在于络,肌肉不仁。"李梴《医学入门》也说:"风邪初入反缓,正气反急,以致口眼㖞斜。"就是说风邪中人之后,留于经络之间而不去,阻碍了经络中气血的循行,以致发生局部不仁不用的症状,受病邪的一面,由于功能上的不用而产生了纵缓的现象,被无病的一面所牵引,于是口眼㖞斜的症状就发生了,这和西医学的见解是完全相同的。

4. **面瘫的症状**　对面瘫症状的描绘,《灵枢·经筋》篇有"口目为僻,眦急不能卒视"的症状记载,巢氏《诸病源候论·风口㖞候》也有"口㖞僻,言语不正,而目不能平视"的症状描述。从日常接触的病例中,可以将面瘫的症状归纳如下。

(1)眼区:患侧眼裂扩大,闭合不全,下眼睑下垂,若强令闭合,则眼珠上翻,露出白眼,此外流泪或无泪,眼燥甚或眼赤。

(2)口区:口角歪向健侧,笑时更甚,严重的病人可以口角下垂,口唇闭合不全,饮食时食物停滞在患侧颊内,饮水时常由患侧流出,不能吹哨、鼓腮,言语发音不清。

其他如面部无表情,不能皱额及皱眉,味觉部分丧失,听觉过敏等也是面瘫的主要症状。

5. 面瘫的治疗　有关针灸治疗面瘫的文献,散载于各家著作中,兹举其重要的如下。

(1)晋代皇甫谧《针灸甲乙经》:"口僻,颧髎及龈交、下关主之。""目痛口僻戾,目不明,四白主之。""鼻窒口僻,禾髎主之。""口僻不正,翳风主之。"

(2)宋代王惟一《铜人腧穴针灸图经》:"客主人治偏风口眼㖞斜。"

(3)明代徐春甫《古今医统》:"治中风口眼㖞斜,听会二穴在耳下韭叶陷中,地仓二穴在口吻四分外,近下有脉微微动者是,上二穴,左患灸右,右患灸左。"

(4)明代张介宾《类经图翼》:"颊车主治偏风口眼㖞斜,病左治右,病右治左。""下关主治偏风口眼㖞斜……""承浆主治偏风,半身不遂,口眼㖞斜。"

(5)《玉龙歌》:"口眼㖞斜最可嗟,地仓妙穴连颊车。"《百症赋》:"颊车地仓穴,正口㖞于片时。"《杂病穴法歌》:"口噤㖞斜流涎多,地仓颊车仍可举。"

(6)清代陈梦雷《图书集成医部全录·风门》:"口眼㖞斜,地仓针入二分,沿面斜向颊车一寸半,留十呼泻之,颊车斜向地仓,以上两穴,歪右补泻左,歪左补泻右。"

将以上各家的经验总括起来就是:第一,古人治疗面瘫的经验穴位均是以面部六阳经脉流注的所在处为主;第二,面颊部以足阳明之经络与经筋分布最广,所以各家文献中取穴也以该经为主。这种配穴处方的原则,完全是以《内经》为基础的,也就是现代一般针灸家治疗面瘫取穴的根据。其中稍有异者,为古代治疗面瘫有用灸法的,而目前临床上应用却以针法较多,其效果并不低于灸法。盖头为诸阳之首,不宜多灸,《针灸大成》曾说:"至于首为诸阳之会,百脉之宗,人之受病因多,而我之施灸宜别,若不察其机而多灸之,其能免夫头目旋眩,还视不明之咎乎?不审其地而并灸之,其能免夫气血滞绝,肌肉单薄之忌乎?"这种灸后不良反应,在临床上实是屡见不鲜,所以笔者治疗面瘫都不采用灸法。

6. 取用穴位和操作方法　笔者在临床上治疗面瘫所应用的穴位,也是以古人经验为主,结合自己数十年来的体会,一般处方取用:颊车、地仓、下关、四白、风池、丝竹空、阳白、合谷等八穴为主穴。迎香、禾髎、瞳子髎、听会、客主人、翳风、攒竹、颧髎、承浆等9穴为配穴(参考表16),应用时按病情需要,以病侧的主穴为基础,配合配穴,每次轮流选用7~8穴施以治疗,其中颊车、地仓、合谷三穴为每例必取之穴,地仓针时沿皮斜向颊车,针入可1寸半左右,合谷穴应取受病的对侧,其他操作方法分述于后。

表16　应用穴位一览表

穴　名	所　属经　络	主配穴	部　　位	针　向	深　浅	备　　考
颊　车	胃经	主	在耳下,下颌角上陷中,开口有孔	向地仓穴斜刺	8分	《图翼》:主治口眼㖞斜
地　仓	胃经	主	在口角之外侧,约4分	向颊车穴斜刺	1寸	跷脉、手足阳明之会。《铜人》:治偏风口㖞
下　关	胃经	主	在颧骨弓下陷中,闭口有孔,开口则无	直刺	4~5分	足阳明少阳之会。《甲乙》:主口僻
四　白	胃经	主	正视时,瞳孔直下1寸	直刺	3~4分	《铜人》:刺过深令人目乌色。《图翼》:目眴动流泪,口僻
合　谷	大肠经	主	手拇、示二指歧骨之间,平伸手掌时有凹陷	直刺	6~8分	手阳明经原穴。《四总歌》:面口合谷收
迎　香	大肠经	配	鼻孔旁约5分	直刺	3分	手足阳明之会。《铜人》:治偏风口僻
禾　髎	大肠经	配	水沟穴旁约5分	斜刺	3分	《甲乙》:鼻窒口僻,禾髎主之
瞳子髎	胆经	配	目外眦,去眦5分	斜刺	2分	手太阳、足少阳之会
风　池	胆经	主	在颞颥后发际陷中	朝鼻尖方向刺入	8分	手足少阳、阳维、阳跷之会,治风要穴,并治耳目诸疾

穴 名	所 属 经 络	主配 穴	部 位	针 向	深 浅	备 考
阳 白	胆经	主	正视时,瞳孔直上,约去眉1寸	沿皮针刺	2～3分	足少阳、阳维之会,额纹消失时用此穴
听 会	胆经	配	耳珠前陷中,开口有空	直刺	3～4分	《大成》:口眼㖞斜,听觉过敏时用此穴
客主人	胆经	配	在颧骨弓中央上部,张口有空	直刺	3分	过深中脉,为漏为聋,《图翼》:主治口眼㖞斜
翳 风	三焦经	配	在耳垂后陷中,按之通耳	直刺	4分	手足少阳之会。《甲乙》:主治口偏不正
丝竹空	三焦经	主	在眉后陷中	斜刺	5分	目赤多泪,眼不能闭时取用此穴
攒 竹	膀胱经	配	眉头凹陷处	斜刺	3分	有眼区症状时配用
颧 髎	小肠经	配	在颧骨下,与目外眦直对	直刺	5分	手少阳太阳之会。《铜人》:治口㖞。刺不宜过深,过深为盲
承 浆	任脉	配	在下唇之下,中央陷中	直刺	3分	足阳明任脉之会。《铜人》:疗偏风口㖞

(1) 针刺手法:以应用徐疾迎随补泻法为主,个别穴位也可徐进疾出为补,疾按其穴;疾进徐出为泻,不闭其穴,这就是徐疾补泻。另一种是"针芒顺着经脉流注的方向刺入为补,逆着经脉流注的方向刺入为泻",即是迎随补泻。

在针刺时,首先应均匀地旋捻,分天、地、人三部而进,到达一定深度后,可以上下提插,施行补泻手法,一般需视病人年龄、体质的强弱,以及病邪的多少来决定手法的运用,凡年轻力壮,体实邪实的,当竣泻之,以泻其邪,年老体弱,妇人小儿,正气不足,兼受外邪的,可先行泻法以去其邪,再行补法以扶其正,这就是一种补泻兼用的方法,扶正以蠲邪。

总之,手法的运用和选择,是一个比较复杂而且直接影响疗效的问题,必须应用中医的四诊、八纲,分别虚实,才能决定施治的方针。

（2）留针：操作的第2个程序就是留针，在施行补泻手法后，体质尚好者，可予5～10分钟的留针，不宜于小儿及身体特别衰弱者。

（3）辅助治疗：笔者常用三种方法。

温针：就是在行针后，留针期间，用艾烧针尾，以助针力之不足，起温通经气的作用，可以加强治疗的效果。不过此法对肝阳偏亢、眩晕、烘热、发热、心悸以及婴儿等，都不能应用。

拔罐：多数取病侧一面的风池、颊车、四白、颧髎等穴，每次2穴，轮流拔罐（这种方法俗名火罐，又称吸筒，在西医学上称为吸杯），但是体弱者亦宜慎用。其他如肌肉枯瘦浅薄，抽搐痉挛，或局部有静脉曲张者均不能用。

外敷：当面瘫初起时，可用下面两张处方。

其一，生白附子30克，冰片6克，研末，以糯糊作饼，敷下关、颧髎（病侧），每日敷1次，每次敷8小时，可连用3日。

其二，麝香0.6克，蓖麻子50粒（去壳）捣烂作饼，口歪左者，取右手掌的劳宫穴，歪右者取左，贴在穴上，以纱布扎住，烘热水袋上，觉过热时，暂把手离开，约距10分钟再烘，日需4～5次（以上两法，均需每日换药1料，由于笔者在应用时没有记入病卡，因此无法提出统计百分比，此间仅做验方介绍）。

（4）治疗进度：一般病例，每日需治疗1次，连治6日，以后间日针治1次。病人开始针治时，针刺得气慢，经过6～7次后，得气逐渐迅速，症状也就随之减轻了。

二、针灸疗效的观察

自1951年至1956年，在笔者门诊所中，共诊治面瘫病人459例，经过通信访问，收到复信的有193例，其中症状完全消失而痊愈的有125人，占64.8％；显著改善或进步的有52人，占26.9％；微有好转或无效的有16人，占8.3％，总的疗效计91.7％，兹分别统计如下。

1. 一般情况　痊愈的125例中，病史最长者患有多年，最短者2日；年龄最大的75岁，最小的2岁；针灸次数最多的74次，1人，最少的1次，16人；一般在10次左右，其中伴有高血压者2人，头胀眩晕者1人，肢痛者2人。

进步的52例中，病史最长的2年以上，最短的1日；年龄最大的73岁，最小的1岁；针治次数60次以上者1人，针治1次者8人，一般也在10次左右，其中伴有高血压及心悸者 5 人。

无效的 16 例中,病史长的 1 年以上,短的 2 个月;年龄最大的 68 岁,最小的 4 岁;针灸次数最多的 18 次,最少的 2 次,一般均在 10 次以下,内中伴有肢痛者 1 人。

2. 疗效分析 以 158 例有病程日期记载的病例做统计,结果疗效以发病在 1 周以下者为最高,占 74%,以下随病程之增长而疗效依次降低(表 17)。年龄与疗效的关系,以 1～20 岁者治愈率最高,以后随年龄增长而依次降低(表 18)。性别与疗效的统计,男和女治愈率无大的区别。针灸次数与疗效的统计,一般在 10 次上下即可获显著的效果(表 19)。

表 17　病程与疗效统计表(158 例)

日　　期	治 疗 效 果	病 例 数	%
1 周以下	痊愈	71	74.0
	进步	22	22.9
	无效	3	3.1
	合计	96	100.0
1 周以上至 1 个月以下	痊愈	25	55.6
	进步	14	31.1
	无效	6	13.3
	合计	45	100.0
1 个月以上 至半年以下	痊愈	4	44.4
	进步	3	33.3
	无效	2	22.2
	合计	9	100.0
半年以上	痊愈	2	25.0
	进步	5	62.5
	无效	1	12.5
	合计	8	100.0

表 18　年龄与疗效统计表(193 例)

年　　龄	治疗效果	病　例　数	%
1～20 岁	痊愈	26	78.8
	进步	4	12.1
	无效	3	9.1
	合计	33	100.0
21～40 岁	痊愈	64	66.7
	进步	27	28.1
	无效	5	5.2
	合计	96	100.0
41～50 岁	痊愈	22	57.9
	进步	10	26.3
	无效	6	15.8
	合计	38	100.0
50 岁以上	痊愈	13	50.0
	进步	11	42.3
	无效	2	7.7
	合计	26	100.0

表 19　针刺次数与疗效统计表(193 例)

疗效 \ 次数	10 次以下	11～24 次	25～39 次	40～60 次	61 次以上
痊　愈	74 人	39 人	8 人	4 人	2 人
进　步	31 人	10 人	6 人	4 人	1 人
无　效	11 人	5 人			

　　从痊愈及进步的 177 例,按针治总次数 2 335 人次计算,平均每人为 13.2 次。所以治疗面瘫,笔者认为以 13 次作为一个疗程,比较适当。

三、讨论

　　(1) 面瘫的病因虽有内外因之分,但以临床上实际接触到的病例来说,是由内因者居多，单纯为外因的较少，除少数由外伤或外症引起的外，一般都先有内在因素而再感受外邪侵袭而成。

《灵枢·岁露论》篇："人气血虚，其卫气去，形独居，肌肉减，皮肤纵，腠理开，毛发残，膲理薄，烟垢落，当是之时，遇贼风则其入也深……"所以面瘫之成，多为其人气血先虚，营卫失调，以致为风寒所袭，而成面瘫。

（2）面瘫之病，中医认为是类属于不仁不用的疾病，《素问·逆调论篇》说："营气虚而不仁，卫气虚而不用。"《素问·痹论篇》说："皮肤不营，故不仁。"《素问·风论篇》也说："卫气有所凝而不行，故其肉有不仁也。"

所以张仲景说："邪在于络，肌肉不仁。"盖营气者乃是血中之气，卫气者即人之正气或阳气，《难经·三十二难》说："血为荣，气为卫，相随上下，谓之荣卫。"《难经·五十难》也说："营气之行，常与卫气相随。"因此杨士瀛《仁斋直指方》说："气者血之帅，气行则血行，气止则血止。"当风邪趁人气血不足，卫外之阳不固之时，袭入于经络，留而不去，使得卫气有所凝泣不通，于是营血的流行也就发生障碍，面部的肌肉皮肤，无营血为养，则生不仁，无卫气以充，则为不用，以致正气引邪，为对侧无病的肌肉所牵引，㖞僻的症状就发生了。所以气血亏损的人，不致立刻就患面瘫，往往在外受风寒之邪后，症状才突然产生。

（3）针灸之所以能治疗面瘫，是针的刺激能起"通其气血，调其阴阳"的作用，《难经·二十三难》说："经脉者，行血气，通阴阳，以荣于身也。"《灵枢·本脏》篇也说："经脉者，所以行血气而营阴阳，濡筋骨，利关节也。""血和则经脉流行营复阴阳，筋骨劲强，关节清利矣。"

因此，由于经气的不足，营卫的失调，而致风邪内蕴，络脉下陷，经络不通，气血凝泣所发生的面瘫症状，利用金属制成的毫针，在与本病相关的经络穴点上进行针刺，通过运用补泻的手法，以蠲邪扶正，推动经气，疏通经脉，调和气血，经脉一经通畅，营卫自然相随，不仁不用的肌肤，也就能渐次恢复正常了。

（4）面瘫的发病年龄及性别关系，以 21～40 岁者最多，占 49.7％，41～50 岁者次之，占 19.7％，50 岁以上者最少，占 13.4％，这种发病现象，与中医的理论是相符的，因为面瘫之病，属于中风的轻症，李东垣说："中风为百病之长……中血脉则口眼㖞斜，中腑则肢节废，中脏则性命危急。"40 岁以下较年轻的人，气血较年老之人为充足，所以其中于风者亦浅，不致深入脏腑，因而发生面瘫，年老之人，气血衰亏，若遇中风，常致深入脏腑，而发生击扑偏枯等重症，此等重病例在统计时未曾列入，故 40 岁以上发病率反而减少。

对男女发病率的统计，男为 56％，女为 44％，相差 12％，男性略多于女性，对这一点，可能和笔者诊所特约单位的工人性别比例以男工较多有关。

（5）从疗效上看，年龄在 50 岁以上的病人，一般治愈率差，盖由年老血衰的关系。发病在 1 周以内即开始针治的疗程短，治愈率高，平均约 10 次可以痊愈。如果发病在 1 个月以上的，则病程长，需 20～30 次方可治愈。很多病例因未能及时治疗，往往后遗迎风淌泪、目眴、视力减退、面肌萎缩，以及下眼睑外翻等症状。

（6）最后一点需提出的，就是在无效的病例中，有数例均是年龄较轻，病程不长，本来很有治愈希望的，但因中断治疗，未能坚持，结果无效。与此相对，在痊愈的病例中，一般病程较长，而且治疗效果缓慢，但是由于病人能耐心受治，结果虽针治次数多达 60 次以上，而终获痊愈。由此对比可以肯定针灸对面瘫的疗效是值得注意的，而在施治过程中医生与病人均需耐心。

按：本文原载《中医杂志》1958 年 6 月号。陆氏在文中以文献整理到临床应用，理论联系实际，对面瘫的历史记载、发病原理、针灸治疗方法等做了全面的介绍，并总结了 193 例病人的临床资料和疗效统计，收到较好的效果，有一定的参考价值，现全文收辑。

哮喘 116 例临床疗效观察

哮喘作为病名,是中医后代医家(金元以后的医家)提出来的,包括西医学所称的"支气管喘息""心脏性喘息"。古代医学文献上,有"喘息"和"咳逆上气"的记载,《内经》中也有很多关于本病的论述。本文通过温习文献并结合针灸治疗哮喘症 116 例的疗效观察,对本病的针灸治疗,做一简括的介绍。

一、古代对哮喘的认识

《素问·脏气法时论篇》:"肺病者,喘咳逆气,肩背痛,汗出……"指出病证的发生可影响到肺部周围的肩背疼痛。从针灸的穴位来说,肺经的募穴(中府),在胸前正中线旁开 6 寸平第 1 肋间隙处。如果肺有病变(包括呼吸系统的疾病),它的反应点就会在募穴的地方表现出来,有或胀痛,或不仁等感觉。还有肺的俞穴(肺俞),在背部第 3 胸椎棘突下,左右各旁开 1 寸 5 分。如果肺有病变,它也会表现出压痛、麻木、坚硬等感觉。古医书中,在背部和胸腹部最重要的经穴,就是与脏腑有关的俞穴和募穴,所以,肺的病变就有影响到肩背部的可能。汗出者,因肺主皮毛,故喘急时容易出汗。

《灵枢·经脉》:"肺,手太阴之脉,是动则病,肺胀满,膨膨而喘咳,缺盆中痛。"指出手太阴的是动病可有喘息的症状。

《素问·大奇论篇》:"肺之壅,喘而两胜满……"指出胁肋胀满之喘是由于肺气壅塞。

《素问·痹论篇》:"肺痹者,烦满喘而呕""淫气喘息,痹聚在肺"。所谓肺痹,即风、寒、湿三气痹聚于肺脏时,其症状可以看到烦躁膺胀满而气喘,喘甚而有呕吐。淫气是抑郁之气,痹指闭阻而言。

《素问·水热穴论篇》:"故水病,下为跗肿大腹,上为喘呼,不得卧者,标本俱病。故肺为喘呼,肾为水肿,肺为逆不得卧。"指出本病可由肾病的水肿,因腹水而引起呼吸迫促,古书上所谓水溢高原,肺气不得肃降,故为喘逆。《金匮要略》对这类疾病的阐述尤多,如《肺痈肺痿篇》《痰饮篇》《水气篇》等,记载着很多方论，为后世医者所取法。其后如《千金》《外台》以及历代各家的论述，更不断充实着古人认识的内容。总之，诸气者属于肺，诸喘者属于肺，诸气膹郁也属于肺。

但是这种疾病的标病虽在肺，其本病却和整体分不开。例如"五脏六腑，皆令人咳，不独肺也"（《素问·咳论篇》），这说明喘咳病非独在肺。又如"劳者喘息，出汗，外内皆越，故气耗矣"（《素问·举痛论篇》），说明过于劳累伤气也能致喘。再从"有所惊恐，喘出于肺，淫气伤心"（《素问·经脉别论篇》）来看，更可知受惊则气乱，神越而心气受伤，受恐则伤其肾脏，心肾受病，都可以发生气喘。由此说明，症状虽然表现在肺，而其病因可以涉及整体。

二、哮喘的病因和诊断

哮喘的原因很多，宋代严用和所著的《济生方》中说："六淫所伤，七情所感，或堕坠惊恐，渡水跌仆，饱食过伤，动作用力，遂使脏气不和，营卫失其常度，不能随阴阳出入以成息（一呼一吸谓息），迫促于肺，不得宣通而为喘也。"可见，无论外感、内伤，都可能影响及肺，而成为哮喘发作的原因。其他如金代刘元素、元代李东垣和朱丹溪等，对本病也都有相当详尽的阐述。此外，哮喘的发病还与体质有关。《灵枢·本脏》说："肺坚则不病咳上气，肺脆则苦病消瘅，易伤。"这说明，肺气坚则不病咳喘。小儿肺脏娇嫩，有时往往患病后转归为哮喘。而老年人因肾气衰弱，也容易转归为哮喘。至于妇人产后，如调养失宜，也有转归为哮喘的。

后代医家又根据哮喘的症状表现，把"哮"和"喘"做了更精细的分别，而列为两种症状。如《医学入门》说："呼吸气促者谓喘，喉中有响声者谓哮。"《医宗必读》说："喘者，促促气急，嗡嗡疾声，张口抬肩，摇身撷肚。"此外，短气者，呼吸虽急而不能持续，似喘而无痰声，亦不抬肩，但肺壅而不下，类似哮喘，实则非是。

"哮"与"喘"相类，但开口出气，多有吱响声，这种气促音，自喉间发出，因痰与气相击而发。这两种症状，当详细加以辨别。

简言之，"喘"主要是气急，"哮"主要是吼声，"短气"是指呼吸的短促。

古人还说"喘有实喘，有虚喘"，也有阴虚、阳虚。张景岳指出："实喘者，邪气实也；虚喘者，元气虚也。"实喘症状，气长而有余，胸胀气粗，声高息涌，膨膨然若不能容，惟呼出为快，是邪在肺，脉象多见滑数而有力；虚喘症状，气短而不能续，慌张而气怯，声低息短，惶惶然气若欲断，提之若不能升，吞之若不能及，一种原因在于肾气不能摄纳，另一原因在于脾胃运化无权，脉象多微弱无神，如反见浮洪芤大、按之即无，为肾败之脉，或往来弦，极大、数，无缓和者，胃败之脉，都是大虚之候。

三、哮喘的治疗方法

治疗哮喘的药方很多，因不属本文论述范围，故不置议。其治疗方法，一般治实证用解表、发汗、逐痰、利水、攻下等，治虚证则用健脾胃、补肺气、温肾阳及养阴等方法。

总的来说，哮喘的表证，都有一些痰声，因此，治表办法多数着重于化痰。这种方法用在实证方面，的确可以救一时之急而得到轻快。但治本的方法，就应当从心、肺、脾、肾各方面查清原因来着手治疗。针灸疗法和内科的用药意义是完全一致的。

四、针灸治疗哮喘的文献介绍

针灸治疗哮喘，《内经》上早已提到。其后，《备急千金要方》和《医学纲目》中记载尤多，略举如下。

《针灸甲乙经》："咳逆上气，喘不能言，华盖主之。""咳逆上气，唾喘短气不得息，口不能言，膻中主之。""喘不得息……身胀逆息，不得卧，天府主之。"

《备急千金要方》："上气喘逆，短气胸满，灸肺俞……"

《医学纲目》："灸上穴不愈者，可选用膏肓、关元、中脘、足三里、百劳（大椎）、肾俞、魄户、中府、大包、彧中、云门、期门。"

《古今医统大全》："喘症璇玑、气海、膻中、期门、背中骨节第七椎下穴，灸三壮，立愈喘气。"

古人对哮喘的治疗，特别重视艾灸。

五、针灸疗效观察

从 1951～1955 年，在笔者诊所有记录的哮喘症病人计 180 例，曾经进行过随访的有 116 例，另外 64 例因病人住址更动，或迁赴外埠，以致无法访问。现就 116 例统计，其中痊愈的（3 年内没有发作过），有 27 例；显著好转的（发作次数减少，或虽然发作但很轻微，也有稍感寒凉而不影响其复发者），有 50 例；无效的（治疗一次或两次而中断，或症状毫无改变者），39 例。

1. 疗效分析

（1）痊愈的 27 例中，属肺气肿者 2 例，支气管扩张者 1 例（都经过医院诊断）。其中男 18 人，女 9 人。病程：12 年以上 3 人，10～12 年 4 人，1～10 年 18 人，1 年以下 2 人。年龄：19～56 岁，30 岁以上 14 人，30 岁以下 13 人。灸疗：16 例，1～6 次。针灸并用：1 例，6 次。针治：10 例，1～33 次。

（2）显著好转的 50 例中，属支气管扩张者 4 例，肺结核者 1 例。性别：男 29 人，女 21 人。病史：30～40 年 2 人，10～30 年 18 人，1～10 年 22 人，1 年以下 8 人。年龄：11～74 岁，30 岁以上 38 人，30 岁以下 12 人。灸疗：29 例，一般 5～6 次。针灸并用：1 例，4 次。针治：20 例，1～45 次。

（3）无效的 39 例中，属支气管炎者 5 例，肺气肿 1 例。其中男 26 人，女 13 人。病程：30 年以上 2 人，20～30 年 4 人，10～20 年 14 人，1～10 年 17 人，1 年以下 2 人。年龄：14～69 岁，30 岁以上 29 人，30 岁以下 10 人。灸治：21 人，1～7 次。针治：18 人，1～12 次。

在无效病例中，治疗仅一两次者，占 34%。这里值得提出的是治疗次数少，并发病比较多，病史一般比较长。

（4）总计

1）性别：男性 73 例，占 62.93%；女性 43 例，占 37.07%。

2）病程：30 年以上 4 例，20～30 年 7 例，10～20 年 36 例，1～10 年 57 例，1 年以下 12 例。

3）年龄：30 岁以上 81 例，30 岁以下 35 例。

4）治疗：灸治 66 例，针灸并用 2 例，针治 48 例。

5）选用穴位：大椎、肺俞、膏肓、身柱、风门、大杼、气户、中府、天突、膻中、足三里等 11 穴（表 20）。

表 20　选用穴位一览表

选用穴位	所属经络	经穴部位	病人姿势	针刺手法、深浅度及针向	留针时间	艾灸壮数及炷型	备　注
大椎	督脉	第 7 颈椎棘突下	正坐俯首	刺 2 厘米深，针芒直刺，徐进疾出（补）	10～20分钟	3～7 壮中炷灸（明灸）	小肠经、大肠经、三焦经、膀胱经、胃经、胆经、督脉七脉之会

选用穴位	所属经络	经穴部位	病人姿势	针刺手法、深浅度及针向	留针时间	艾灸壮数及炷型	备　注
肺俞	膀胱	第3胸椎棘突下,左右各旁开1.5寸	正坐取穴,用开胛法	刺1.6厘米深,针芒向下方斜刺,徐进疾出(补)	10～20分钟	5～7壮,中炷灸(明灸)	为五脏俞。《素问·刺禁论篇》:刺中肺,三日死,其动为咳
膏肓	膀胱	第4胸椎棘突下,左右各旁开3寸	正坐取穴,用开胛法	刺1.6厘米深,针芒向下方斜刺,徐进疾出(补)	10～20分钟	5～9壮,中炷灸(明灸)	羸瘦虚损,传尸骨蒸,上气喘逆,痰病,乾坤生衰,治虚损五劳七伤之要穴
身柱	督脉	第3胸椎棘突下	正坐伏案	刺2厘米深,针芒直刺,徐进疾出(补)	不留针	3～7壮,米粒大(明灸)	
风门	膀胱	第2胸椎棘突下,左右各旁开1.5寸	正坐伏案	刺1.7厘米深,针芒向下方斜刺,徐进疾出(补)	10～20分钟	3～7壮,米粒大(明灸)	《图翼》:此穴能泻一身之热,常灸之,可无痈疽疮疖之患
大杼	膀胱	第1胸椎棘突下,左右各旁开1.5寸	正坐伏案	刺2厘米深,针芒向下方斜刺,徐进疾出(补)	10～20分钟	3～7壮,米粒大(明灸)	此穴为骨穴。《明堂》:禁灸。《资生》:非大急不灸
气户	胃经	锁骨下缘,前正中线旁开4寸	仰卧垂手	刺1.1厘米深,针芒向上方斜刺,疾进徐出(泻)	不留针	3～7壮,米粒大(明灸)	内为肺脏,注意勿深刺
中府	肺经	前正中线旁开6寸,平第1肋间隙处	仰卧垂手	刺1.5厘米深,针芒向下方斜刺,疾进徐出(泻)	不留针	3～7壮,米粒大(明灸)	为肺募,肺脾之会,宜微针浅刺,防止刺伤肺脏
天突	任脉	胸骨上窝正中	仰卧垂手	刺3厘米深。针芒向下方针刺,疾进徐出(泻)	不留针	3～7壮,米粒大(明灸)	为任脉、阴维之会。《铜人》:针五分,留三呼,针宜直下,得气则泻,不留针

选用穴位	所属经络	经穴部位	病人姿势	针刺手法、深浅度及针向	留针时间	艾灸壮数及炷型	备 注
膻中	任脉	前正中线、平第4肋间隙处	仰卧垂手	不用针刺		3～7壮，米粒大（明灸）	一名上气海，心包络之募穴，脾、胃、三焦、小肠经四脉之会。《明堂》：灸七至二七壮，禁针。《图翼》：刺之不幸，令人夭
足三里	胃经	犊鼻穴下3寸，胫骨前嵴外1横指处	正坐垂足	刺4厘米深，针芒向下方斜刺，徐进疾出（补）	10～20分钟	7～9壮，中炷灸（明灸）	足阳明之合穴，又回阳九针穴之一。《席弘赋》：虚喘须灸三里中

6）刺法：均平地捻转，下针时注意分天、人、地三部进针，到达一定深度时，用徐疾补泻手法，以求得气，就是针下沉紧，有如鱼吞钩饵的感觉。针具以30～31号为适当。以大椎、肺俞、膏肓、气户、中府、天突、足三里为主穴，其他作为配穴。针刺补泻，以大椎、肺俞、膏肓、身柱、风门、大杼、足三里等7穴为主，虚补实泻，辨证运用。艾灸时，上部灸完后，再灸足三里，它能起两种作用，一可以增加抗体，二可以引火气下泻，不致目赤喉肿。徐疾补泻与出针，徐进疾出为补，须疾按之；疾进徐出为泻，不必闭穴。留针时间，须视经穴的特点，疾病的轻重和体质的强弱来决定，一般10～20分钟，除气户、天突、中府不能留针外，其余都可留针。膻中用灸。灸疗壮数，一般3～9壮。艾炷大小，常用中炷灸（绿豆大）、米粒灸2种。隔姜、隔蒜灸者少，明灸者多，一部分可以针、灸并用。

2. 讨论和说明

（1）取穴：主要是背及胸部穴位，但古人运用得不够全面，根据经验，多数用灸疗方法。

哮喘发作时，每日或间日针刺天突、中府、肺俞，那就比艾灸疗效强。哮喘未发时，则艾灸效果较优，所以一般以艾灸作为防治，所谓"七年之病，求三年之艾"，这就说明艾灸用于慢性疾病，效果是很好的。

灸治日期，一般 3 日灸 1 次，每次选取一二穴，5～6 次为一个疗程，一个疗程完毕，应停灸 1～2 个月。经过五六个疗程之后，疾病可以减轻或痊愈。而且这种疗法在确定部位后，可以在家里自疗，这是灸治的优点。

（2）灸疗必须注意以下几点：久病体弱、心力不振、大汗亡阳，脉见微细或芤大无根者，不宜灸治；高热者禁灸；患后期肺病或胸膜积水以及高血压者，不宜灸治。施灸后，应注意饮食之调节，避免身心过劳。不宜艾灸的病例，可用毫针调治，选用穴位，并不限于笔者所介绍的范围，有并发症时，可另选他穴。

上面介绍的 11 穴，在临床应用上，一般都轮流使用，每次不得超过半数以上，而且要看病人体质的强弱、年龄的大小和病程的久暂来酌情应用，但遇有特殊情况的，可不受限制。

（3）针刺深浅的问题：全身穴位，最重要的是胸部腧穴，不能深刺，其次是有血管的部位。在针灸医书上对此记载得很多，但没有肯定的深浅分寸。这一问题，对临床针灸家来说，确有很重要的意义。我们必须明了胸背部穴位的深浅，然后才能避免刺穿内膜，刺中脏器的严重后果。上面介绍的 11 个穴位的深浅度，是根据尸体解剖的观察测量而来，测量结果：大椎 2 厘米，肺俞 1.6 厘米，膏肓 1.6 厘米，风门 1.7 厘米，大杼 2 厘米，气户 1.1 厘米，中府 1.5 厘米，天突 3 厘米，足三里 4 厘米。

按：本文原载《上海中医药杂志》1955 年 2 月号，原名《哮喘的针灸治疗》，为有别于后面陆氏为西学中研究班上课的讲稿而改名。文中综论哮喘的病因、病机和针灸治疗方法，并对 116 例病人做了疗效统计，有一定的参考价值。现对原文略做整理后辑入。

哮喘的针灸治疗

哮喘的针灸治疗法则，必须分辨标本缓急，辨证施治。有表邪者，当以解表；有水浊者，当以利水；痰者化痰；火者泻火；肾亏者，滋水以降逆；血虚者，益血以平喘。虚者宜补，实者宜泻，寒者宜灸，热者宜针。处方原则：每次选取主治哮喘的穴位数个，配合治疗病因的穴位，共同使用，以起标本兼治的作用。一般是以胸腹背部穴位作为主穴，四肢穴位作为配穴，结合脏腑经络的表里虚实、生克关系等决定处方。兹先将古人治哮喘有效穴位，择要介绍于后。

胸腹部 14 穴：中府、气户、库房、屋翳、膺窗、乳根、大仓、关元、膻中、气海、华盖、璇玑、俞府、期门。

背部 8 穴：肺俞、风门、魄户、膏肓、灵台、身柱、大椎、大杼。

颈部 6 穴：天突、人迎、水突、气舍、天鼎、扶突。

四肢 7 穴：尺泽、经渠、列缺、太渊、大钟、足三里、丰隆。

以下结合本人经验，分别按照不同的病因，拟成 6 张处方，以供参考。

一、风寒外束方

（1）适应证：风寒感冒，发热，喘咳，有痰，喉间哮音。

（2）处方：肺俞₋，风门₋，天突₋，经渠₋，大都₋，外关₋。

（3）方义：此为风寒之邪外束，肺气不得宣通，痰涎壅阻，而致咳逆上气。治疗以发汗解表、止咳平喘为主。肺俞、风门止咳解表；天突化散喉间之痰涎而平喘；经渠解表退热，并可止咳平喘；配大都为古人成方（《百症赋》"热病汗不出，大都更接于经渠"），可以发汗；外关亦可解表退热。本方是解表平喘并重的处方，可以通用于一切感冒咳嗽、气喘发热之症。

二、痰热壅肺方

（1）适应证：痰热壅滞于肺，喘咳痰多。

（2）处方：肺俞₋，膏肓₋，中脘₋，天突₋，丰隆₋，太渊₋。

45

（3）方义：此因痰热不化，壅滞肺窍，以致肺气不得宣泄，发哮喘，故治疗宜化痰为主。肺俞止咳平喘，并泻肺中之热邪；膏肓平喘化痰；天突祛散气道中之顽痰而平喘；中脘、丰隆泻脾胃之痰以治本；太渊泻肺邪而定喘咳。本证若痰色白薄，脉象不数，舌苔不黄腻者，为寒痰肆虐，非痰热证，可改用灸法。

三、肺胃火郁方

（1）适应证：肺胃实火郁于肺而喘者。

（2）处方：中府_，肺俞_，气户_，屋翳_，足三里_，尺泽_。

（3）方义：此为肺胃火郁，逆上而喘者，故治疗以泻肺、胃二经，泄其郁火为主。中府是肺之募穴，肺俞是肺之俞穴，此俞募相配可泻肺脏实火；尺泽是肺经合水穴，泻此即实泻其子之法；气户、屋翳是胃经之穴，泻此可清胃火；足三里亦是胃经之穴，泻此可降逆气。此6穴古人文献记载均有平喘的作用。

四、水气停积方

（1）适应证：水气停积，肺气不宣而喘者。

（2）处方：膻中△，气海△，水分△，阴陵泉△，复溜△。

（3）方义：此乃水停胸膈，胁迫肺气，不得宣泄，以致喘促逆气。针灸治疗以泻水为主，水去而喘自止。灸膻中可利胸膈之水气，兼能平喘；气海能降气消水；水分为逐水主穴，配阴陵泉、复溜皆能起利尿、化水之作用。

五、肾水亏损方

（1）适应证：肾水亏损，逆气上冲而喘者。

（2）处方：肾俞+，关元△，气海△，俞府+，乳根+，大钟+，足三里+。

（3）方义：此为肾元亏损，丹田之气不能摄纳，阳气浮越，无所依从，逆上而为喘者，治法当以滋肾补水，引火归原，镇逆平喘为主，所以治法应以针、灸并施。取肾俞补之，以滋肾水；关元、气海灸之，以引火归原；俞府为肾经脉气所终，补此亦可滋水降逆；乳根针之，可降冲逆之气而平喘；大钟是肾经之络穴，《灵枢·逆顺肥瘦》篇说"夫冲脉者……注少阴之大络……"即指此穴，《素问·骨空论篇》说"……冲脉为病，逆气里急"，所以补此穴亦可降逆平喘，兼能滋肾水；刺足三里也可平喘降逆。

六、久年不治方

（1）适应证：哮喘遇天冷即发，久年不治者。

（2）处方：大椎，身柱，膏肓，肺俞，天突，膻中，灵台，足三里（均灸之）。

（3）方义：此为哮喘病中最为多见者，针灸治疗疗效较好。此病与阳虚有关，由于阳气衰弱，所以能夏不能冬，遇冷即发，故一般采用灸法。灸大椎可益诸阳气；膏肓可扶羸化痰，止咳平喘；身柱蠲咳；肺俞平喘止咳；天突化喉间之痰壅；膻中平喘，灵台亦可治喘；足三里补胃降逆。此外，若平时多灸风门、大杼可以预防本病发作。

按： 本文据陆氏在上海中医学院第 1 届西学中研究班上讲课稿加以节录。

痹病的针灸治疗

痹病是临床上的常见病,也是使用针灸疗法最广泛的一种疾病。"痹"的意义,《中藏经》中解释说:"痹者,闭也。"郑玄《易·通志》称:"痹者,气不达为病。"所以凡是气机闭塞不通的疾病,都可以称为"痹病"。如咽喉肿痛闭塞的疾病称为"喉痹";胸阳不伸,气闭作痛的病称"胸痹";食不下,吐而复出的病称"食痹"等。本文就经脉痹阻,气血不通,从而在局部关节、筋肉、皮肤等处出现酸痛冷麻、运动障碍等症状的疾病做一讨论,并将针灸治疗的原则、方法等概括地给予介绍。

一、沿革

在我国医学文献中,痹病的记载首见于《内经》,如《灵枢·风痹》篇、《素问·痹论篇》,阐述了痹病的病因、病程、症状、预后、转归和治则等问题。《灵枢·经筋》篇中所记载的十二经筋病,统以"痹"字为名,也是痹病的一个重要部分。《灵枢·寿夭刚柔》篇和《灵枢·厥病》篇中论述了"风痹"病的病因和预后,这种痹病在临床上也常可见到。后汉张仲景著《金匮要略》时,将"风痹"病称为"历节"病,并提出了与风痹相类的一种痹病。《中藏经》将血痹并属于"脉痹",并提了一种"气痹",认为气结伤肺,生气渐衰而致,类属于"肺痹"的范围。唐宋文献中又有"白虎风""痛风""鹤膝风"的记载,也属于痹病的范围。金元时代,有人将"白虎""历节""痛风"三者相并而名为"白虎历节痛风"。此外,还有民间所称的"草鞋风""曲池风""腿股风""漏肩风""髀枢痛""颊车风""竹节风""腰腿痛"等根据发病部位命名的病名,从其发病的原因和病理来推求,也属痹病。

二、病因和发病机制

《素问·痹论篇》中说:"风、寒、湿三气杂至,合而为痹也。"这是痹病的致病外因。隋代巢元方《诸病源候论》中进一步指出:"痹者,风、寒、湿三气杂至合而成痹……由人体虚,故受风邪也。"宋代严用和《济生方》中也说:"风、寒、湿三气杂至合而为痹,皆因体虚腠理空疏,受风、寒、湿三气而成。"这是痹病因虚受邪的记载。明代张三锡《医学准绳六要》中认为："上古多外感,故云三气合而为痹,今人多内伤,气血亏损,湿痰阴火流滞经络,或在四肢,或客腰背,痛不可当,一名白虎历节风是也。"明代虞抟《医学正传》中认为痹病可因"浊血流注为病"。这两位医家指出痹病除了外感风寒湿邪之外,还有内因存在。

笔者认为,痹病的发生原因:有风、寒、湿三气袭入而成;有痰浊阴火、死血瘀滞而成,但是其发病的基本原因多由起居失常,劳伤气血,以致经脉空虚,营卫不居,外邪得以乘机袭入;或者由于涉水冒寒,或汗出当风,以及坐卧卑湿之地,风寒湿邪得以侵袭入内;或因酒浆无度,失饥伤饱,脾气受损,痰湿内生,流注经络而成;或为嗜欲不节,精血耗伤,阴虚火盛,血不养筋而来;或则七情郁结,气滞血瘀,经络痹阻而成;又或跌仆挫闪,瘀血滞凝,由外伤而转成。以上这些原因,最后所引起的病理转归,都必然导致经络壅塞,血气不和,于是经气不达,痹病就因此而产生。兹绘示意表如表21。

表21　痹病发病原因示意表

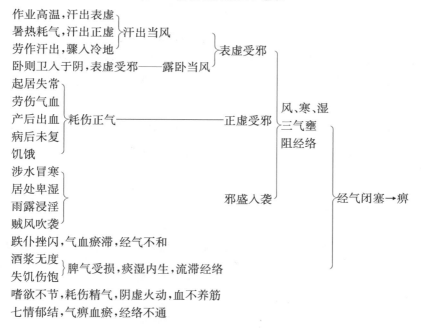

至于各种症状的发病机制,《素问·痹论篇》解释说:"痛者,寒气多也,有寒故痛也。其不痛不仁者,病久入深,荣卫之行涩,经络时疏,故不痛,皮肤不营,故不仁。其寒者,阳气少,阴气多,与病相益,故寒也。其热者,阳气多,阴气少,病气胜,阳乘(原文为'遭',今从《甲乙》改正)阴,故为痹热。其多汗而濡者,此其湿盛也,阳气少,阴气盛,两气相感,故汗出而濡也。"对于疼痛的发病机制,《素问·举痛论篇》中有更详细的解释,其文说:"经脉流行不止,环周不休,寒气入经而稽迟,泣而不行,客于脉外则血少,客于脉中则气不通,故卒然而痛。"《素问·举痛论篇》中还说:"寒气客于脉外则脉寒,脉寒则缩蜷,缩蜷则脉绌急,绌急则外引小络,故卒然而痛,得炅则痛立止。因重中于寒,则痛久矣。""按之则血气散,故按之痛止。"这是痹病病人喜温恶寒,揉按可以缓解疼痛的原因。若"寒气稽留,炅气从上,则脉充大而血气乱,故痛甚不可按也",这是某些痹病病人,患肿痛而拒按的发病原理。假使病久而邪气深入,经络闭塞,使荣卫之气运行受阻,于是"荣气虚则不仁,卫气虚则不用"。病人的肢体就会丧失知觉而不能运用,这就是所谓"久痹成痿"至"痹痿"的发病机制。《素问·调经论篇》中说:"阳虚则外寒,阴虚则内热,阳盛则外热,阴盛则内寒。"阴阳二气的盛衰,在机体可以出现寒热的不同变化。假使病人阳气不足,所中之邪又是寒湿偏胜,两阴相得,阴盛阳虚,就会有肢体或全身怕冷的感觉。如果病人本身是阴虚火旺,阳气偏亢的体质,又遭风、寒、湿三气外邪所裹束,热为邪闭,不得泄越,于是阳气乘阴,病人就会觉得皮肤灼热,这是热痹病的发病原理。又如病人是中虚湿重,同时更兼表虚而卫阳不固,腠理不密,就会有患肢或全身容易出汗的现象。这些《内经》中讨论的症状机制在临床上都可以见到。

此外,在痹病的发病过程中,有时肢体上会出现块瘰。这种现象,明代李梴在《医学入门》中认为是风湿、痰火凝滞的缘故,临床上称为胡核风或傀儡风,有似西医学上所称之"风湿性结节"。但是,在痹病中所见的块瘰,一般都不致溃烂,这一点与"疬风"及"疮疡"不同。

三、一般症状

痹病的一般症状有肢体酸痛、麻木、重着、阴冷、拘急、灼热、关节不利、咿呀作响、发生块瘰等。在急性发作时,往往关节红肿,伴有发热,头痛,汗出,甚至发生心悸、气短等内脏疾病的症状。本病的特征是反复发作,每遇阴冷天气为更甚。如果迁延日久,也可以发生肌肉瘦削、关节粗大、运动障碍等后果,甚至造成残废。

四、病型分类

历代对痹病的分类名目很多,今以《内经》所载为主,结合其他有关文献概述于下。

1. 以疾病性质分类 《灵枢·寿夭刚柔》篇中记载："病在阳者命曰风,病在阴者命曰痹。病有形而不痛者,阳之类也,无形而痛者,阴之类也……乍有形,乍无形,加以烦心……此谓不表不里。"张介宾在《景岳全书》中解释说:"盖三气之合,乃专言痹证之所因也。曰在阳为风,在阴为痹,又分言表里之有殊也。如风之与痹,本皆感邪所致,但外有表证发热、头痛等证,或得汗即解者是皆有形之谓,此以阳邪在阳分,是即伤寒、中风(《伤寒论》之中风)之属也,故病在阳者命曰风。若既受寒邪而初无发热、头痛,又无变证,或有汗,或无汗,而筋骨之痛如故,及延绵不愈而外无表证者,是皆无形之谓,此阴邪直走阴分,即诸痹之属也,故病在阴者命曰痹。其或既有表证,而疼痛又不能忍,此即半表半里,阴阳俱病之症,故阴阳俱病者命曰风痹。"又曰:"欲辨其寒热,则多热者方是阳证,无热者便是阴证。"兹据此意,列表如下(表22)。

表 22 痹病性质分型表

名 称	病 型	发 病	病邪所在	区 别
风痹	阳型	急	阴阳同病	有发热头痛等表证,兼肢体疼痛
痹	阴型	缓	病在阴分	无发热头痛等表证,而仅有肢体疼痛

2. 以病因分类 虽然痹病是由风、寒、湿三气杂至,相合而成的。但是,随着所中三气之邪的多少(即"偏胜"),临床上可以出现不同的症状。兹归纳《内经》文意,结合历代的见解列表,如表23。

表 23 痹病病因分类表

名 称	病 邪		原 因	症 状
	总因	偏胜		
行 痹	风、寒、湿三气杂至	风胜	谷气不充,饥饿疲乏,或露卧,汗出当风	上下左右走注作痛,行走不定
痛 痹		寒胜	荣血不足,卫阳不密,或充寒冒雨,寒邪袭入	疼痛苦楚,手足拘急,或感冷麻,得热稍减,遇寒愈甚
着 痹		湿胜	居处卑湿,雨露浸淫,冒露雾涉水,湿自外入;饮食伤胃,嗜酒无度,以致土德不彰,湿由内生	肢体浮肿,重著,或一处麻木不仁
热 痹		阳胜	阴血不足,阳气偏亢,或因湿生热,或脏腑经络先有蓄热,复为外邪所束	肌肉热极,唇中干燥,筋骨痛不可按,或伴发热

3．以疼痛时游走情况分类　《灵枢·周痹》篇中按痹病发作时走注作痛的情况将行痹又分为两类。兹引述如下。

（1）周痹："在于血脉之中，随脉以上，随脉以下，不能左右，各当其所。"这种痹病的特征，是仅能随着经脉上下走注作痛，不能左右交替地变化。

（2）众痹："各在其处，更发更止，更居更起，以右应左，以左应右，非能周也，更发更休也。"这类痹病，它的发病特点是左右交替，此起彼愈，愈而再起。

4．以受邪组织分类　《素问·痹论篇》中除了详细论述了由于风、寒、湿三气入袭所产生的三种痹病外，还依病邪侵袭的不同组织，列述皮、肉、脉、筋、骨五种痹病，并散见于《素问》《灵枢》其他各篇中。兹结合后代医家的补充列成简表（表24）。

表 24　不同组织的痹病表

名　称	受病组织	症　状
皮痹	皮毛	皮肤麻木，失去知觉
肉痹	肉	肌肉酸痛，板滞，或麻木不仁
脉痹	脉	血脉凝泣，或循脉上下作痛
筋痹	筋	肢体拘急，屈而不伸
骨痹	骨	骨重不举，伸而不能屈

此外，《灵枢·经筋》篇中还进一步分十二经筋的痹病，也属于筋痹病的范围，详见经络学专著。

5．以个别特征分类　这种分类方法是继《内经》之后，历代医家依各种痹病所表现的个别特征为依据，另立名目，先后发展而成为一种独立名称。其中有一部分可能来自民间，这些名称朴素地反映了各类痹病有关症状、部位、形态等的特点。兹择要举述如下。

（1）历节风："由气血衰弱，为风寒所侵，血气凝涩，不得流通，关节诸筋无以滋养，真邪相搏，所历之节皆疼痛，故谓历节风也，甚则使人短气，汗出，肢节不可屈伸。"（《圣济总录》）

（2）白虎风："大都是风、寒、湿三毒，因虚而入所致，将摄失理，受此风邪，经脉结滞，血气不行，蓄于骨节之间，或在四肢，肉色不变，其疾昼静夜发，发即彻

髓,酸痛乍歇,其痛如虎啮,故名白虎。"(《外台秘要》)

（3）鹤膝风：由于阴虚,寒湿侵于下部而成,上下腿细,唯膝关节肿大,形如鹤膝。

（4）环跳风（又名髀枢痛）：髀枢（髋关节）部疼痛,举步跛足。

（5）腿股风：腿连股部疼痛,沿膀胱经或胆经上下走注,其中牵连腰部作痛的,称为"腰腿痛"。

（6）鞋带风：足跗（踝关节）肿或痛,行履不便。

（7）草鞋风：足部肿痛、酸重,不能步履。

（8）漏肩风（肩痹）：肩或连项背作痛,臂不能举,甚则固着如凝,称为"肩凝"。

（9）曲池风：肘痛拘急,屈伸不利。

（10）阳池风：腕部肿痛,屈腕不利。

（11）鸡爪风：见于久患手指部痹病的患者。五指卷曲,形如鸡爪。

（12）颊车风：牙关紧急,咀嚼作痛,甚则不能张口。

（13）竹节风：腰脊疼痛,僵直,不能弯曲,脊柱形似竹节。

（14）胡桃风：起块如桃核,痛而不溃,又名桃核风。

（15）痿痹：久痹经络衰枯,气血不利,肢体枯萎,骨弱筋挛,甚至知觉丧失。

五、脉象和舌象

1. 痹病的脉象　《脉经》称"涩而紧",《脉诀》称"浮涩而紧",《玉机微义》称"大而涩",都认为"涩"脉是痹病的主脉。但临床所见却不多,须灵活对待。一般而论,如偏于浮缓的是风邪偏胜;浮数的是风热;浮紧的是风寒;浮而濡的是风湿;浮紧而兼数的,寒邪化热;洪大而数的,湿热为患;细而兼数的,是阴虚火旺;细而兼濡的,是气血两亏。弦而滑的,常是挟痰之证。

2. 痹病的舌苔　寒重则苔白滑;湿重则苔厚腻;挟热或化热则舌苔转黄;阴虚津少则质光绛。

六、转归和预后

1. 转归　《素问·痹论篇》中说："五脏皆合,病久不去,内舍于其合也。"认为五脏之气分别和人体体表部皮、肉、脉、筋、骨之气相通。如果留滞在体表的病邪久久不能清除，在表不解，或者重感于三气之邪，就可以通过经络入传内脏，成为五脏的痹病。下面根据《素问·痹论篇》原意，结合后代医家的补充，列表介绍之（表25）。

表 25　五脏痹症状表

名　称	症　状
肾痹	腹胀，足胫瘘弱，不能支持体重，坐卧席席，不能行动，脊柱骨弱，不能支持头部的重力，证见脊骨高耸，头部低垂
肺痹	烦躁，胸闷，气喘，呕吐
心痹	血脉不通，烦躁，心下鼓满，突然发生气急而喘息，喉嗌干燥，常常噫气，厥气上逆，就会发生恐惧
肝痹	晚上睡眠时会惊觉，喜欢饮水，小便频数，少腹肿大如怀孕状
脾痹	四肢无力而懈惰，咳嗽，呕吐，噎膈不能食

如果风、寒、湿三气内侵于腑，入膀胱则为胞痹，入小肠则为肠痹，其症状如下。

胞痹：少腹膀胱处按之有压痛，并有灼热感，小便短而涩，上面鼻流清涕。

肠痹：多饮水而小便不利，如果正气和邪气在肠胃中交争，也可以发生飧泄。

2. 预后　本病顽固难治。《素问·痹论篇》中指出："其留连筋骨间者疼久，其留皮肤间者易已。"临床所见也与《内经》所论相符，即新病邪浅易治，久病邪深难治。而且久患痹病，骨枯肉萎，还可以转变为痿病。

痹病对生命的影响一般并不严重，但是《素问·痹论篇》中指出："其入脏者死。"凡是痹病邪入内脏的，也可以危及生命，尤其在病邪内犯心脏时，预后更为险恶，即所谓"心伤则神去，神去则死矣"。

此外，对风痹病来说，《灵枢·厥病》篇中记载："风痹淫泺，病不可已者，足如履冰，时如入汤中，股胫淫泺，烦心头痛，时呕时悗，眩已汗出，久则目眩，悲以喜恐，短气不乐，不出三年死也。"也可作为临床参考。

七、类证鉴别

（1）中风偏枯与痹病的区别，见表26。

表 26　偏枯与痹病鉴别表

中 风 偏 枯	痹 病
(1) 风热痰浊壅塞经络而成	(1) 风、寒、湿三气杂至,闭塞经络而成
(2) 为继发性,多有暴仆昏迷史,可兼口眼㖞斜	(2) 多原发性,无暴仆昏迷病史,间由发热,外伤转成
(3) 发病兼一手一足,并必在同侧,固定不变	(3) 发病不固定,常为单一手足,或某一关节、经络、肌肉、皮部,并有流走的倾向
(4) 患肢多见麻木不仁,没有疼痛	(4) 以疼痛为主,可不兼有麻木
(5) 患肢仅见浮肿,而无红肿	(5) 可出现红肿热痛等症

（2）痿病和痹病的区别,见表 27。

表 27　痿病与痹病鉴别表

痿 病	痹 病
(1) 由于虚热伤津,湿热伤胃,以及肺热叶焦,津液不能布护而成,多属内伤	(1) 由于风、寒、湿三气杂至,流注经络,经气闭塞而成,多为外感
(2) 手足痿软,不能自主	(2) 仅见软弱,但能自主运动
(3) 多兼麻木,甚则割切不痛,无红肿现象	(3) 以疼痛为主,可兼红肿,麻木不若痿病严重
(4) 肌肉瘦削	(4) 早期无肌肉瘦削,晚期关节变形

（3）脚气病和痹病的区别,见表 28。

表 28　脚气病和痹病鉴别表

脚 气 病	痹 病
(1) 由湿气为患兼有内湿或外湿的不同原因	(1) 由风、寒、湿三气杂至,流至经络,脉气闭塞而成,多为外因
(2) 仅出现下肢软弱,行动无力,或肿或不肿,多兼麻木	(2) 四肢均可发生,以疼痛为主,可兼红肿
(3) 多发生在夏秋湿季	(3) 四季均可发生,但每遇阴冷天气转剧

八、针灸治疗

1. 治疗原则　《素问·痹论篇》中说:"五脏有俞(指手足三阴经脉的输土穴),六腑有合(指位在足三阳经上的六腑之合,详见《陆瘦燕朱汝功论经络》),循脉之分,各有所发,各治其过,则病瘳也。"这就是说五脏的痹病取本经的输穴来治疗，膀胱的胞痹和大小肠的肠痹可以用合穴委中和上、下巨虚来治疗。如果病在躯体，视病变所在，沿着经脉所过，循经选穴。这是治痹的选穴原则。

《灵枢·周痹》篇："黄帝曰：愿闻众痹……岐伯对曰：刺此者，痛虽已止，必刺其处，勿令复起。"即治疗众痹必须注意巩固疗效。又说："愿闻周痹何如……岐伯对曰：痛从上下者，先刺其下以过之，后刺其上以脱之；痛从下上者，先刺其上以过之，后刺其下以脱之……故刺痹者，必先循切其上下之大经（原文作六经，今从《甲乙经》改正），视其虚实，及大络之血，结而不通，及虚而脉陷空者而调之，熨而通之，其瘛坚，转引而行之。"就是说针刺治疗循脉上下，走注作痛的周痹病，必须注意疼痛出现的先后，先刺疼痛发展之处，以阻遏病邪的进一步发展，后刺疼痛首先出现处，以解除病痛。如果是一般的痹病，在针刺之前必须先运用切诊，按诊病部所属的主要经脉，审视经脉的虚实和络脉的血结现象，脉虚而空陷者须用补法，寒凝而气不通者须用温灸或温熨的方法；其筋和脉瘛急者，必须用针引导其气使之纵缓。络脉郁血者，必刺络出血。这是治痹的一般原则。

《灵枢·经筋》篇："治在燔针劫刺，以知为数，以痛为腧。"这是指治疗筋肉的痹痛病，可以采用温针的方法，针刺必须以得气为度，并可取用压痛点作为腧穴。这是治疗筋肉痹的针刺和选穴原则。

2. 治疗方法 《内经》中针刺治痹的方法集中地记载在《灵枢·官针》篇，兹按用途分类介绍于下。

（1）针对病位的针刺方法：刺皮痹：浅刺，用于病变局部。

毛刺（九刺之一）："刺浮痹皮肤也。"是指浅刺皮肤表面，以治疗皮痹的方法，类似目前的皮肤针法。

半刺（五刺之一）："浅内而疾发针，无针伤肉，如拔毛状，以取皮气。"即快速刺入，快速出针，刺入皮下，以治疗皮痹的方法。

直针刺（十二刺之一）："引皮乃刺之，以治寒气之浅者也。"即用手夹起皮肤后将针刺入皮下的一种针刺方法。用来治疗病邪较深的皮痹病。运用这种手法也可以结合多向透刺法，参阅"合谷刺"。

刺肉痹：深刺，用于病变局部。

浮刺（十二刺之一）："傍入而浮之，以治肌急而寒者。"即进针横向肌层透刺的方法。直针刺横刺皮下，本法横刺浅层肌，用来治疗寒邪在于肌肉而致肌肉板滞拘急的肌痹病。运用这种手法时，也可以与合谷刺结合，做多向透刺。

分刺（九刺之一）："刺分肉之间也。"是指刺深层肌的一种刺法,用来治疗肌痹,运用时与合谷刺相结合。

合谷刺（五刺之一）："左右鸡足,针于分肉之间,以取肌痹。"即刺在肌层之中,多向透刺,形如鸡足的一种刺法,用于治疗肌痹病。

刺脉痹：循脉而刺。

经刺（九刺之一）："刺大经结络之经分也。"是指循经脉所过处有结聚（如郁血、硬结、压痛等）的地方取穴深刺,针达经分,以治脉痹。

络刺（九刺之一）："刺小络之血脉也。"即刺小络出血以治痹病的方法。《灵枢·经脉》篇："诸刺络脉者,必刺其结上甚血者,虽无结,急取之,以泻其邪而出其血,留之发为痹也。"目前称刺络出血,也用于治疗一般的痹病。

刺筋痹：深刺,用于病变局部。

关刺（五刺之一）："直刺左右尽筋上,以取筋痹。"直刺进针,深达关节附近的尽筋（肌腱附着于骨面处）,上下提插,左右捻转,用来治疗筋痹病,多用于肌腱附着点有压痛处。

恢刺（十二刺之一）："直刺傍之举之,前后恢筋急,以治筋痹。"即从肌腱的旁侧刺入,直向肌腱,一前一后,多向透刺,并须反复进退、提插,以缓解肌腱挛缩的症状。

刺骨痹：深刺,用于病变局部。

输刺（五刺之一）："直入直出,深内之至骨,以取骨痹。"是垂直深刺,针达骨骼和关节,以治疗骨痹病的方法。应与短刺法结合运用。

短刺（十二刺之一）："刺骨痹,稍摇而深之,致针骨所,以上下摩骨也。"在进针深刺时,边摇边进,深达骨骼或关节部,然后上下提插,以加强针感,是治疗骨痹病时常用的手法。

（2）针对病机的针刺方法

1）多针刺：齐刺（十二刺之一）："直入一,傍入二,以治寒气小深者。"这是一种三针齐刺的方法,多用于痹病的压痛点或有深部压痛处。

扬刺（十二刺之一）："正内一,傍内四,而浮之,以治寒气之搏大者也。"这是五针齐刺的方法,在压痛或病痛部中央直刺一针,在其压痛或病痛部周界的上下左右各刺入一针,针尖斜向中央,多用于压痛范围较大而较为表浅的痹病。

傍针刺（十二刺之一）："直刺傍刺各一,以治留痹久居者也。"这是二针同刺的方法,一针垂直深刺,再在近旁斜向刺入一针,针尖刺达前者针旁,以扩大针刺的感应,加强针刺的效果,也多用于压痛明显处。

2)间歇刺:报刺(十二刺之一):"刺痛无常处也,上下行者,直内无拔针,以左手随病所按之,乃出针复刺也。"这是一种专治循脉上下作痛,痛无常处的周痹病的方法。针刺入穴内,在留针的过程中,施用摄法以宣散气血,然后出针,于其经脉的上下方进针再刺。宜与《灵枢·周痹》篇原文互相参阅。

3)温热刺:焠刺(十二刺之一):"刺燔针则取痹也。"即先将针在火上烧红,然后快速刺入,迅即拔出的方法,即近代所用的火针,多用于治疗寒痹病。

3. 后世刺痹手法 元明时期,针灸学发展了许多综合的复式手法,其中有些是专为治疗而设,有些也可用来治疗痹病的某种症状。如祛除阴寒的烧山火法也可用来治疗寒痹症的阴冷顽麻;清热泻火的透天凉手法也可以用来治疗风痹的表证和热痹的内热;提气法能治肢体顽麻不仁,也可用于痹病。龙虎交战法有止痛的作用,在治疗痹痛时也有效。具有行气行血作用的龙(青龙摆尾)、虎(白虎摇头)、龟(苍龟探穴)、凤(赤凤迎源)四法,古人统称为通关过节法,即专为痹病而设。还有通关交经法和关节交经法,也是治疗痹病的专用手法。

4. 选穴处方举例 治疗痹病主要是针对不同部位的痹病选取穴位,笔者常用的穴位如下。

颊车风:下关,颊车,角孙,内庭,合谷。

竹节风:华佗夹脊,肾俞,委中,昆仑。

腰痹:肾俞,腰阳关,上髎,次髎,委中。

漏肩风:肩髃,肩髎,肩俞[注1],肩内俞[注2],曲池,合谷。

曲池风:曲池,尺泽,天井,合谷。

阳池风:阳池,阳溪,外关,合谷。

鸡爪风:外关,侧四缝(陆瘦燕经验穴位在两手第2指关节的两侧横纹端,每手8穴,左右计16穴),八邪。

环跳风:环跳,居髎,秩边,阳陵泉,丘墟。

鹤膝风:内外膝眼,阳陵泉,阴陵泉,鹤顶(灸)。

注1、注2:参见《陆瘦燕朱汝功针灸医案》之"肩痹"例。

鞋带风：解溪，商丘，丘墟。

草鞋风：昆仑，京骨，公孙，然谷。

腿股风：环跳，秩边，殷门，承扶，委中，阳陵泉，丘墟。

除此之外，还应辨别病因，酌用祛除病因的穴位。举例如下：

祛风：外关，合谷，风池，风门。

除寒：然谷，大椎，关元。

燥湿：阴陵泉，足三里，复溜。

清热：大椎，合谷，曲池，阳陵泉。

解郁：内关，神门，行间。

降痰：内关，丰隆。

益精：志室，太溪，关元。

九、几个有关的问题

1. 针刺手法与部位　针刺治疗，除须辨清病因外，还须辨清病邪侵犯在什么组织，在皮、在肉、在筋、在骨，然后遵循《灵枢·终始》篇中"(病)在骨守骨，(病)在筋守筋"的原则，分别选用《灵枢·官针》篇中的各种针刺方法。

2. 针刺补泻手法的运用　由于痹病是经气为邪所闭，痹阻不通而致，病在营卫运行之不畅，所以笔者主张施用疏调营卫的手法为主(即《针灸问对》捻转补泻法和针芒迎随补泻法)，尤以捻转补泻更为适宜。至于补法或泻法的运用，笔者认为当视病情虚实，病程的久暂来掌握。一般初病，邪壅脉实，当用泻法；久病经络空虚，兼有枯萎者，宜泻中寓补，或单用补法。捻转补泻和提插补泻的结合同用也很重要。因为气血的运行需要阳气的推送，补阳能起行气行血的作用，适于脉气壅滞的虚寒病；泻阳能使流行疾薄的气血因之而徐缓，适于阳热亢盛的热痹病。临床之际，可以视病情的需要，灵活掌握。

3. 刺灸与火罐的选择和运用　根据《内经》"凝涩者，致气以温之"的施治原则，治痹一般均宜应用温针、温灸、温熨等方法(唯热痹病和风痹病不用)。所以火罐也可应用，一般可用在压痛明显处，有活血祛瘀的作用。在骨突不平和有毛发处，往往不能吸拔火罐，可以先贴上一个面饼，然后吸拔。

按：本文系根据陆氏平时讲课的提纲整理而成。对痹病的沿革、病因、病机、分类、转归、预后、鉴别和治疗都有详细的论述，很有参考价值，现全文收辑。

远道刺的临床应用与体会

古代医家认为人体四肢与躯干之间、上肢与下肢之间,在生理功能和腧穴主治上有着密切的关系,是通过经络对机体内外、上下、前后、左右的联系和调节作用实现的。在《灵枢》有关十二经脉"标本""根结""气街"的论述中,古人用"标本""根结""气街"的理论来解释人体四肢与躯干的远近、内外、前后的联系。这一理论以四肢末端为"根"、为"本",以头面、躯干为"结"、为"标"。而属于标、结的头、胸、腹、背、腰又是经气出入通行的共同通道,称之为"气街"。气街可分四个部分:头部、胸部、腹部(包括背部)与胫部。《灵枢·动输》篇有"四街者,气之径路也"的解释,从而说明经气在内脏、躯干、四肢之间的多种联系。《素问·五常政大论篇》说:"病在上,取之下;病在下,取之上;病在中,傍取之。"即人体腧穴既可以治疗其所分布部位的疾患,又可以治疗经气所流布的远隔部位的疾患,尤其是四肢肘膝关节以下(本部或根部)的穴位。其作用可以到达头面、躯干的标部或结部(包括内脏),也可反映内脏及有关部位的各种疾病于四肢。在《肘后歌》中有"头面之疾针至阴"的记载,即是由于太阳经结于头目,根于足小趾之故,在《针灸甲乙经》中亦有"足不仁,刺风府""胸胁榰满,劳宫主之"的记载,均为基于这一理论。

笔者在临床实践中,依据十二经脉"标本""根结""气街"的理论,对以疼痛为主症的疾病做了摸索和观察,发现人体四肢及躯干之间、上肢与下肢之间不仅关系密切,而且在疾病反映及治疗上都有它一定的规律,都有相互对应的关系。

一、"病在上,取之下"的应用

"病在上,取之下"即头面部及上肢的疾患可以取下肢的穴位以治之。在经络理论专著中,详细地记载了手足同名经的上下贯通,两侧同名经的左右交会。经脉之间的联系,除表里关系外,大多符合"同气相求"的原则。《身经通考》指出:"手阳明大肠与足阳明胃相通,手太阳小肠与足太阳膀胱相通,手少阳三焦与足少阳胆相通。所以胃有病而大肠亦病,胆有病而三焦亦病,小肠有病而膀胱亦病,是同经同气之相感也。"故手足同名经在疾病传变和治疗作用上是互相关联的。笔者在临床上观察到,以疼痛为主的疾病,往往局部取穴不能减轻症状,而在相应的远隔部位取穴,可以使症状减轻。除头面部疼痛可循经远道取穴外,上肢疼痛也可用同名经对应取穴的方法。例如:疼痛在肩关节部位,往往在足踝关节同名经部位或穴位处有压痛点;疼痛在肘关节部位,往往在膝关节同名经部位或穴位处有压痛点;疼痛在腕关节部,往往在髋关节同名经部位或穴位处有压痛点,而针刺这些痛点或穴位,往往上部疼痛会明显减轻乃至消失。

案 1 王某,女,43 岁,贫农。

右肩关节疼痛 2 周左右。提重扭痛为因,于肩关节内侧有自发痛,压痛拒按,抬举自觉筋脉牵制。痛处属手太阴经,取同侧足太阴经三阴交穴。提插、捻转以得气为度,留针 10～15 分钟,加强手法 1 次,再留针 10～15 分钟,肩部疼痛明显减轻。筋脉尚感牵制,据筋会阳陵的理论,取同侧阳陵泉,手法如上。患者疼痛基本消失,抬举轻松。针治 3 次痊愈。(有些病在取同侧阳陵泉效不显时,可取对侧阳陵泉有效。)

案 2 邵某,男,55 岁,工人。

左肩胛部及左背脊旁自觉疼痛,压痛拒按(在天宗、秉风及风门、肺俞穴处),症将经年。平时经常肩负或手提重物,当时疼痛,过 1～2 日即减轻。此次痛势严重,延续 1 个月,放射至臂部,拇、示、中三指发麻。痛处属太阳经,以同名经下取法,刺穴申脉、金门,下针不到 1 分钟,麻木三指即感灼热,如入温水中,发麻渐渐减退,同时左肩胛及背部疼痛明显减轻,病人连称舒服,经针刺 6 次疼痛消失。

案 3 邱某,男,42 岁,工人。

右肘关节肱骨外上髁部(桡侧)疼痛,已 3 个多月,屈伸功能受制,持重疼痛更剧,痛处拒按,病属"网球肘",介于少阳、阳明二经之间。以同名经上病下取法,用对应穴足少阳经阳陵泉、足阳明经犊鼻穴,提插、捻转以得气为度,留针 20～30 分钟,每间隔 10 分钟捻转 1 次,起针后,疼痛明显减轻,屈伸功能改善。

案 4 王某,男,45 岁,干部。

后顶疼痛连及枕骨部,疼痛如劈,眩晕冒热,恶心欲吐,症经旬余。曾在他院服止痛片将旬无效。脉弦,苔薄质绛。根据疼痛部位,是足太阳膀胱经所属,其冒热、恶心、脉弦、舌质绛等症状为肝胆火旺。以本经上病下取法,用束骨、京骨双侧穴位,再取行间双侧穴以平肝泻热。进针得气后,留针 20 分钟,头痛明显减轻,各症状相继消失,治疗 2 次痊愈。随访未再复发。

二、"病在下,取之上"的应用

"病在下,取之上"除本经下病上取外,也可以根据手足同名经上下贯通的理论,下肢疼痛的疾病,可取上肢穴治疗。例如,髋关节部位的疼痛可取手腕关节同名经部位或穴位处的压痛点;膝关节部位的疼痛可取肘关节同名经部位或穴位处的压痛点;踝关节部位疼痛可取肩关节同名经部位或穴位处的压痛点,针刺这些压痛点或邻近同名经穴位,往往下部疼痛可减轻乃至消失。

案 5 唐某,女,44 岁,工人。

右腰脊酸痛将近 1 年,近因劳累,右髋关节上部疼痛颇剧,牵引右大腿外侧疼痛,不能行走,转侧俯仰受制 3 日。初诊时有 3 人扶持前来,病人连连呼痛,面容苍白,消瘦,痛处拒按,居髎处拒按最明显。抗"O"2 500 单位,红细胞沉降率(简称血沉)21 毫米/小时。病属少阳胆经,以同名经上取法,取手少阳经阳池、支沟,先针健侧,再针病侧,针刺得气后,不断运针以加强针感,留针 30 分针后,疼痛消失,病人俯仰转侧方便,一人步行而去。上法又巩固 3 次,未再复发。

案 6 杨某,男,43 岁,工人。

左膝关节内侧疼痛已 1 年多,2 个月来累及下肢内侧,自足踝前沿厥阴经筋肉有条索状牵掣,皮色发紫,疼痛拒按,入夜更甚,不能履地。大腿内侧(阴包穴处)有 4 厘米硬块,按之剧痛,膝部伸展时疼痛更剧。左太冲穴处麻木,针刺不痛。按痛处属足厥阴肝经,肝主筋,寒则筋急,以同名经下病上取法,用曲泽、泽上(曲泽上 2 寸)、泽下(曲泽下 3 寸)、太冲双穴,针刺得气,留针半小时(中隔 10 分钟运针 1 次),下肢疼痛减轻。第 2 次取右侧同名经穴位,针后疼痛明显减轻,3 次针后疼痛消失,条索状物亦退,唯阴包穴处硬块未消,在硬块处用齐刺加温针,3 次后消散。

案 7 汤某,女,40 岁,工人。

右踝前下蹩痛已半年多,痛势散至踝内,步履跛足。于中封、然谷二穴处压痛拒按,曾用局部针刺、温针、电针效果不理想,改用上部同侧同名经。取天池,配经外穴肩内俞,得气后留针 20 分钟,足部疼痛消失,病人步履自如,又针 2 次巩固疗效而痊愈。

案8 李某,女,34 岁,营业员。

右手腕关节上侧(桡侧)持续疼痛、微肿、拇指屈伸无力半月余。外院诊断为腱鞘炎,注射可的松 2 次,来龙华医院针灸科治疗。按拇指内上侧为手太阴经,取本经尺泽,配奇穴肩内俞,得气留针 15～20 分钟,治疗 3 次疼痛显著减轻,肿胀消退而愈。

三、"病在中,傍取之"的应用

根据十二经脉"标本""根结""气街"的理论,四肢与躯干之间在生理功能及腧穴主治上有密切的联系,手三阴经的标部都在胸膺和背部。而胸部、腹部是气街所在的部位,故胸腹部躯干之病可通过取上肢穴位"傍取之"来治疗。在《灵枢·论疾诊尺》篇中有关这方面的记载:"肘所独热者,腰以上热;手所独热者,腰以下热;肘前独热者,膺前热;肘后独热者,肩背热;臂中独热者,腰腹热……掌中热者,腹中热。"说明上肢与躯干的对应关系,早在《内经》时代就有所认识。

案9 张某,男,26 岁,贫农。

肩负重物时,扭伤腰部,俯仰旋转不利,步履僵直已 1 周。经络按压检查,于第 2、第 3 腰椎左侧疼痛难忍。以中病傍取法,取阳谷、腕骨,针之痛减,但尚感牵掣,加大椎穴后疼痛消失。(按:督脉与足太阳经脉同起于目内眦处……沿脊柱两旁下行至腰中,故加大椎穴效果更好)

案10 薛某,女,24 岁,贫农。

右背部自肩胛骨里侧(第 3 胸椎至第 9 胸椎)疼痛,痛处肌肉隆起、坚硬,按之疼痛难忍,症经 2 年多,病由肩负重担引起,曾多次在背部针刺治疗,未见效果。查痛处乃足太阳膀胱经所属,以中病傍取法在肩贞穴(沿手太阳经)下 2 寸及 5 寸有压痛处针刺,得气后留针 20 分钟,隔 10 分钟运针 1 次,共针 3 次,背部疼痛消失,肌肉松软,又针 3 次而愈。1 年后随访未发。

四、体会

(1) 运用同名经远道取穴方法,首先必须辨清疼痛部位的所属经络,如果辨错经络,效果往往不显。在取穴时,手足同名经相应的部位往往可按到压痛点,根据"宁失其穴,毋失其经"的指导,可针刺相应部位的痛点或相应部位的穴位。

(2) 在临床上用同名经取穴时,治疗方法要随症状的改变而改变,而不是一成不变。如果病人疼痛转移，亦应随病变转移部位取穴，又如出现酸麻症状时，则可由同名经远道取穴改为局部取穴加拔罐。有时同侧同名经取穴效果不显时，亦可根据巨刺理论用对侧同名经穴左右交错而刺，往往有效。

按：本文是朱氏对学生讲课的手稿。陆、朱氏早在 20 世纪 50 年代末就阐发了"同名经"相接的理论（详见《陆瘦燕朱汝功论经络》），以此为依据，朱氏发展为本取穴方法，并在临床上用之多验。目前有人将其称为"同名经对应取穴法"，已在针灸临床上广泛应用，并已有总结报道，但朱氏是较早的倡用者。

针刺治疗乳糜尿 30 例的初步
临床总结与远期疗效观察

乳糜尿是斑氏丝虫病常见的特殊症状,到目前为止,还缺少满意的治疗方法。1961 年,我们对一例久治无效的病人进行了治疗,发现针灸对本症有效,从而启发了我们研究的动机。在 3 年多时间里,我们对 40 余例病人进行了治疗,通过摸索,初步获得了一些成效。现将 30 例病人的近期疗效与远期复访结果总结如下。

一、近期观察

(一)病例来源

大部分病例由上海第一医学院中山医院和其他兄弟医院转来,一部分由我院自己收治。

(二)观察方法

1. 对象选择 凡症状具备,小便混浊,呈现乳白色或兼血色;尿液乙醚试验找到脂肪球,确诊为乳糜尿或血性乳糜尿者,并经 X 线胸透检查,排除胸导管因结核浸润和肿瘤等新生物压迫的因素。

2. 检查方法

(1)实验室检查:每一病例,在治疗的前后和每一疗程结束后,都做尿液乙醚试验、尿常规和爱迪计数检查,以观察治疗的效果。治疗前,并须在尿液和夜间周围血液中,找丝虫各 3 次,以及做粪便集卵试验 3 次,寻找致病原因。

(2)经络、经穴切诊检查:每一病例,在治疗前后以及每一疗程结束后,都要做一次经络、经穴的切诊检查,以观察病情的进退和治疗的效果。

3. 分型和论治 我们对所受治的病例都经辨证分型,并依据不同类型分别论治。兹列表如表 29。

表 29　病例分型和论治

类型	主症及脉舌	切痛穴点	治则	配穴处方	治法
湿阻	胸闷、腹胀、肢重、纳呆、小便乳黄色,有时呈粉红色,淋涩不畅,脉濡滑或带数,舌苔黄腻	膻中★、紫宫、上脘、水分★、中极★、石门★、带脉★、章门、气户★、气冲等处	温运化滞	神阙★、水分★、石门★、膻中★、带脉、气户★、三焦俞−、委阳−、中极−、阴陵泉−、气冲−、脾俞+	针刺、饼灸兼施,或间日交替使用
阳虚	头昏、乏力、腰酸、畏寒、肢浮、小便乳白或见红色,脉濡弱,舌质胖嫩,苔薄	章门★、大包★、俞府★、神藏、彧中、膻中★、关元★、气海、脾俞★、肾俞等	温补脾肾	神阙★、气海★、膻中★、俞府★、大包★、建里★、脾俞、关元★、脾俞+、足三里+、三阴交+	以饼灸为主,适当结合针刺
阴虚	消瘦、盗汗、失眠、心烦、小便粉红色或鲜红色,脉细弦或数,舌质红或绛	膻中★、阴交★、肓俞★、神道★、心俞、巨阙、京门★、命门★等处	滋阴为主	肾俞+、心俞+、肓俞+、关元+、复溜+、阴郄−、京门+、气穴+、膻中★、神阙★、阴交★、命门	针刺为主结合灸治

注:有"★"者为出现切痛较多的穴位;有"★"为施灸穴;"＋"为补,"—"为泻。灸用特制药饼,下垫五香散药末,灸5～7壮;针刺手法均用提插,结合捻转补泻,术后留针10～20分钟。温灸药饼方:白附子、生草乌、丁香、苍术、小茴香、细辛、乳香、没药各45克,蜂蜜150克,鲜葱30克,生姜30克。温灸五香散方:细辛、白芷、丁香、木香、乳香、大茴香各45克,研末备用。

4. 疗效标准

(1) 治愈:通过治疗,小便转清;乙醚试验及爱迪计数均转阴性,并能通过"激发试验",随访半年以上未见复发者。

(2) 好转:通过治疗,小便时清时混,乙醚试验:脂肪球减少,尿常规及爱迪计数红白细胞有显著下降者,或小便虽清,而不能通过"激发试验"者。

(3) 无效:治疗毫无影响者。

5. 激发试验　高脂肪饮食连续3～5日(每日在普食基础上再加2～3倍的脂肪),同时增加活动量。在激发期内,每日做乙醚试验1次,并仔细观察1日内每次小便的颜色,完成激发试验后,做最后一次复查(包括血尿常规、乙醚试验和爱迪计数)。

(三) 观察结果

1. 资料分析　我们把能够随访到的和已经随访到的30例病例资料分析如下。

(1) 性别与年龄:本组30例中,男性23例,女性7例,约为3:1,发病与年龄无显著差异。

（2）发病的规律：本组30例中，除门诊病史未记录发病规律及初次发病和连续不断者17例外，尚有13例可以统计。其中6例好发于每年夏季；2例为隔年夏季发病；2例则好发于春季；1例多发于冬季；2例则无一定的规律。此外，有4例病程连续不断，即持续2年、6年者各1例，5年者2例。从中可以看出：本症好发于夏季；本症可间歇发作；严重的病人可持续发病达数年之久。

（3）病因：大多数学者认为，乳糜尿是斑氏丝虫病的特殊症状。在这30例中，有丝虫病史或曾找到丝虫者9例；有过丝虫病其他症状如"丹毒""睾丸炎"者2例；有丝虫病流行区旅居史者8例；其余11例原因不明。据此而论，乳糜尿与丝虫病的确有密切的联系。

（4）尿液色泽与状态：尿色单纯为乳白色5例，伴有血液者25例。性状为胶样块物者6例，无块者24例。可知乳糜尿80％以上伴有血尿，小便中呈胶块，仅为少数。

（5）中医分型：我们根据每例病人的主症进行了辨证分型，其中湿阻型18例，阳虚型7例，阴虚型5例，半数以上的病人是湿阻型，其次是阳虚型，典型阴虚者最少。

2. 疗效分析

（1）疗效与治疗随访时间的统计：本组随访到的30例中，治愈18例（占60％）；好转6例（占20％）；无效6例（占20％），有效率为80％。治愈18例中，随访半年以上者10例（55.56％）；1年以上者3例（16.67％）；2年以上者5例（27.78％）。随访1～2年及以上者占44.45％。

（2）性别与疗效的关系：男性23例中，治愈14例，好转5例，无效4例，有效率占82％以上；女性7例中，治愈4例，好转1例，无效2例，有效率占71％以上。男性有效率略高于女性，但并不显著差异。

（3）年龄与疗效的关系：从表30中看出各组年龄与疗效的差异不显著。

（4）发病次数与疗效关系：表31表明发病次数愈少，治疗效果愈佳。

（5）症状与疗效的关系（表32）：疗效不受尿色的影响，但有块比无块疗效差。

（6）类型与疗效的关系（表33）：湿阻型有效率达88.89％，阳虚型有效率85.71％，阴虚型有效率40％，故以湿阻型及阳虚型疗效较佳，阴虚型比较难治。

表30　年龄与疗效关系

年　　龄	治愈(例)	好转(例)	无效(例)	合计(例)
21～30 岁	5	2	1	8
31～40 岁	3	2	3	8
41～50 岁	5	2	1	8
51 岁以上	5		1	6

表31　发病次数与疗效关系

发病次数	治愈(例)	好转(例)	无效(例)	合计(例)
1	11		1	12
2	3	2		5
3	3	2	2	7
4		1		1
5 次以上	1	1	3	5

表32　症状与疗效关系

症状	尿　色						性　状					
	乳白色			带　血			有　块			无　块		
疗效	治愈	好转	无效	治愈	好转	无效	治愈	好转	无效	治愈	好转	无效
例数	3	1	1	15	5	5	2	0	4	16	6	2

表33　类型与疗效关系

类　　型	治愈(例)	好转(例)	无效(例)	合计(例)
湿阻型	13	3	2	18
阳虚型	5	1	1	7
阴虚型		2	3	5

（7）疗程与疗效的关系（表34）：疗效与治疗次数不成正比，治疗次数过多的不一定效果好。这可能是机体对针灸刺激，产生适应性的关系。因此，我们设想，疗程的规定最好是 1 个月，观察 1～3 个疗程为限。

（8）治法与疗效的关系（表35）：表35 的统计表明，饼灸对本症似有良好的影响。

表 34　疗程与疗效关系

疗　　程	治愈(例)	好转(例)	无效(例)	合计(例)
10～30	4	2	1*	7
31～50	7			7
51～70	4	1		5
71～100	3	1		4
100 以上		2	5	7

注:"＊"系自动出院。

表 35　治法与疗效关系

治　　法	治愈(例)	好转(例)	无效(例)
针刺为主	1	2	3
饼灸为主	14	3	
针灸并重	13	1	3

二、远期复访

乳糜尿的西药治疗一般采用硝酸银肾盂灌洗法,但疗效不能持久;手术治疗对人体的损伤较大,且远期效果也不理想。根据有关报道资料统计:肾蒂淋巴管结扎术 5～6 年的远期效果(治愈率)为 6.9％～10.5％,奇静脉与胸导管吻合术的手术成功率为 50％左右。因此,乳糜尿至今还缺少满意的治疗方法。20 世纪 60 年代初,我们用针灸治疗一批乳糜尿病人,根据 1965 年的疗效小结,发现针灸疗法对本症有一定效果,半年至 2 年左右的近期疗效,临床治愈率为 60％。但我们考虑到乳糜尿可反复发作,间歇时间长短并不一致,因此,于 1981 年又进行了一次远期效果的追访复查,结果如下。

（一）复访对象和例数

为 20 世纪 60 年代针灸治疗后,获临床治愈的病例 20 人和好转病例 6 人,共计 26 人。

（二）复访结果

（1）原临床治愈病例 20 人中,5 人因时隔已久,终未访到;3 人已病亡(因心肌梗死、糖尿病和不明死因各 1 例);实际访到的有 12 人。其中几年来仍多次反复发作的有 2 人,15~20 年从未发作的有 8 人,尚有 1 人在治愈 10 年后,因过度劳累,曾一度出现小便混浊,后再经针灸治疗而愈,迄今已 8 年未发;另有 1 人,治愈 13 年后再次发作。因此,以这次访到 12 人计算,疗效能维持 10 年以上者共 10 人(占 83.33%),其中 15~20 年以上的共 8 人(占 66.67%)。

(2) 原好转的 6 人中,有 5 人维持原有疗效,小便偶有混浊,尚有 1 人于治疗后第 3 年起小便转清,至今已 13 年未发。

从这次远期效果追访复查的结果来看,绝大部分病例疗效巩固,复发或再发的仅占少数。说明针灸对本病的治疗有远期效果。

三、典型病例介绍

案 1 肖某,男,28 岁,工人,1962 年 4 月 11 日入院。

主诉:小便乳白兼粉红色已 2 年。

病史摘要:自 1960 年起发现小便混浊,如米泔水,每进多脂肪食物后,浓如牛乳,疲劳后亦然,迁延 2 年,未能治愈。最近 4 个月来更甚,尿液更浓,因至中山医院求治,经泌尿科检查后,诊断为"乳糜尿"而转来我院,即收入病房观察,追询过去病史有"丹毒"及"疝气"之发作。

症状及体征:小便呈乳白色,兼有血液,头昏、胸闷、腹胀、纳呆腰酸、神疲、乏力、消瘦,脉濡数,苔薄腻而黄;乙醚试验"+";尿常规:蛋白"++",红细胞"++",爱迪计数:管型无,上皮细胞及白细胞 1.05×10^6/升,红细胞 2.112×10^7/升;血丝虫检查三次均"-"。在膻中、气户、中极、神阙、水分、章门等处出现压痛。

中医印象:膏淋、血淋。

西医诊断:斑氏丝虫病——血性乳糜尿。

辨证分型:湿阻型。

治疗经过:针刺、饼灸间日交替进行(取穴详见表 1),共住院 79 日,计针刺、饼灸各 38 次。通过治疗,症状消失,小便恢复正常。出院前做激发试验,能顺利通过,出院后,随访 2 年未发,并已恢复原来工作。

治疗结果:治愈。

案 2 宋某,男,36 岁,干部,1961 年 10 月 6 日入院。

主诉:小便乳白色、浑浊已有 3 个月。

病史摘要：1961年6月始，有小便困难、尿频，但无涩痛，身体疲倦睡眠不佳，食欲减退。7月20日，突然发热，小便不通畅，排出块状物。经××医院检查，发现血丝虫，服"海群生"3周，同时服用中药补中益气汤加减，并请本科会诊，针灸治疗6次。因针灸后，自觉小便好转，即转来本院治疗，做住院观察。

症状及体征：尿液乳白带黄，腰酸，头昏，精神疲乏，食欲不佳，恶寒怕冷，下肢有重坠感，大便时溏，痛而难瘥，心烦不渴，脉来濡细，舌质淡，苔薄白，在大包、章门、府舍、神藏、灵墟、膻中、肾俞、脾俞等处有切痛。乙醚试验"＋"，尿常规：蛋白"＋"，白细胞少许、红细胞"＋"，爱迪计数：管型无，上皮细胞及白细胞7.50×10^6/升、红细胞1.70×10^6/升。

中医印象：膏淋。

西医诊断：斑氏丝虫病——乳糜尿。

辨证分型：阳虚型。

治疗经过：入院后，在切痛穴点及规定腧穴上施灸（处方见表1），并随症加减配用，共灸治46次。出院时，小便清晰，食欲增加，诸症显著进步，小便乙醚试验"－"，爱迪计数：上皮细胞及白细胞9.4×10^5/升，红细胞3.3×10^5/升。随访2年，疲劳时小便仅有轻度混浊。

治疗结果：好转。

四、讨论

（一）中医学对本证的认识

"乳糜尿"是西医学上一种症状的名称。在1812年，由Chapoton首先描述。中医学中早见于汉末华佗的《中藏经》，有"膏者，小便中出物如脂膏"的记载。明代戴思恭的《证治要诀》中也已提到"膏淋，溺与精混，或浮在溺上如脂膏状"，简要地描述了本证乳糜样尿液的特征。《医学入门》也有"膏淋者，血淋如膏"的记载，说明古人也早已认识到本证可兼有血尿。综上文献的描述，本证可归属于诸淋门中，而以膏淋与血淋更为近似。兹将我们临床所见，结合中医学的认识概论于下。

（1）湿阻型：湿邪外袭，而致脾虚不运，中州受困，三焦因此痞塞，蕴湿化热，腐脂成膏，损伤肾络，以致膏与血并，随溲而下。

（2）阳虚型：肾为胃关，而为封藏之本，肾虚则关阖不固，不能摄纳胃府所生

71

之肥液,加以脾气虚弱,中气下陷,清阳不升,脂膏不能输布全身,因而流入膀胱,与溲俱出。

（3）阴虚型：肾阴亏耗,相火炽盛,三焦热郁,腐脂伤络,下传膀胱,膏血与溺同出。

（二）经络切痛的认识

经络是内连脏腑,外络肢节的,其对内有传递刺激及于脏腑的传导作用;对外有反映脏腑病变达于体表的反应作用。乳糜尿病人所以会在体表出现一定的切痛现象,是与经络的后一种功能分不开的。据我们临床观察的结果,30例本证患者,在体表都有或多或少的切痛腧穴。而这些切痛穴的分布,基本上都在一定的经络线路上,与脏腑亦有一定的联系。

湿阻型的病人,其切痛点大都在任脉、带脉和胃经上,因为湿邪内郁而致三焦痞塞,而任脉则贯穿了上、中、下三焦,所以在任脉的膻中或紫宫（上焦）,上脘或水分（中焦）,石门或中极（下焦）等穴处可出现切痛。同时膻中为三焦经脉气所布,水分为小肠分别清浊之所,石门为三焦募穴,中极为膀胱募穴,故切痛现象出现较多。湿热下注,古人有循带脉而下的说法,因此在带脉的带脉穴或章门穴等处,亦可找到切痛。又因湿邪之生,与脾胃关系最为密切,所以切痛往往会在胃经的气户、气冲等穴处出现。

阳虚型的病人,大都在大包、章门、俞府或神藏、或中等穴处出现切痛点,这些穴位属于脾、肾二经。另因本证病人,元气多虚,所以切痛点也反映在任脉的关元、气海等处。元气生发于脐下肾间,乃是宗气出入之门户,元气虚惫,往往宗气亦虚,因于宗气所积之海——膻中穴出现切痛。又因太阳为"诸阳主气"、胸腹气街之气所出,脏腑的背俞穴均在其上,所以"阴病引阳",在脾俞、肾俞穴处也可出现压痛的感觉。

阴虚型的病人,压痛点常可出现在任脉和督脉上,因为任为诸阴之海,督为诸阳之纲,阴精亏耗则任脉必虚,故膻中、阴交穴处呈现切痛。阴虚则阳亢,气火有余,故于心神出入处——督脉之神道穴及相火寄附处——命门穴可有切痛之感;又因肾阴亏耗,故足少阴经之肓俞和肾之募穴——京门之处也有切痛;同时诸热必应于心,故本型病人,心俞穴处也常有切痛的感觉。

从上述切痛点分布情况来看,其关系基本上是符合经络脏腑的病理联系的。据此,也进一步体会到中医学经络学说的正确性和完善性。但由于这是一个新的发现,同时我们观察的病例还不够多,因此仅作为初步报道,有待今后进一步的探索。

(三)有关资料的分析

1. 发病季节与病型的关系 从表36可以看出:除门诊病史未记录其发病规律和初发以及持续不断发病者17例外,其余13例中有半数以上的病人是好发于每年夏季或隔年夏季。再由表37可见:有半数以上的病人是湿阻型,两者相联系完全符合中医学"长夏主湿"的认识,也表明本证大都因湿邪内阻,三焦痞塞所引起,因此,每当湿令之季,内外二因相合,发病可能性最大。此外,疲劳也是一个重要的诱发因素,夏季体力消耗较多,劳则气耗,脾气耗伤则聚液生湿,肾气耗伤则封藏失职,所以易于发病。

表36 发病规律统计

发 病 规 律	例 数
好发于每年夏季者	6
隔年夏季发病者	2
好发于每年春季者	2
好发于每年冬季者	1
无一定规律者	2
门诊病史不详,初发及续发者	17
总计	30

表37 病型统计

病 型	例 数
湿阻	18
阳虚	7
阴虚	5
总计	30

2. 有关本证的自愈倾向和针灸治疗的影响问题 乳糜尿可以间歇发作,尤其是症状轻微和初次发病的病人,在得到适当的休息和控制脂肪饮食后,往往也可以自然痊愈。针灸治疗是否由于通过休息,调动了自愈因素而促使本证痊愈,或者为本证的自愈倾向而非针灸的治疗影响,有关这个问题,我们有如下几点不成熟的看法。

有些乳糜尿病人的所谓"自然痊愈"，往往仅是疾病的间歇，一旦进食脂肪饮食或增加活动后每致复发，在临床病史中，病人亦常诉述这种情况，因此看来似非真正的痊愈。然本组病例治愈后都能通过高脂肪及增加活动"激发试验"，并有44.45％的病人随访已超过1年，这对自愈的病人来说，恐未能达到如此稳定的程度。

同时，本组病例中，有持续2年、6年不愈者各1例，5年者2例，这些病人均已丧失了自愈的可能，但通过针灸治疗，其中3例却获得显著的效果。可见针灸治疗对本证有确切的影响，而不是由于治疗过程中，通过休息调动了自愈的因素的结果，兹将持续发病的3例列表于下（表38）。

表38　持续不断病例表

姓　名	病　况	治疗次数	结　果
丁某	乳糜血尿持续发作5年	50	能顺利通过治愈鉴定
孟某	乳糜血尿持续不断6年	95	能通过治愈鉴定
肖某	小便乳白兼粉红色已2年	76	能通过治愈鉴定

3. 治法的讨论　表35所示，我们对30例病人，广泛应用了以药饼为主和针灸兼施的治法（占4/5）。我们认为：灸有开壅决滞、化湿行瘀的作用，而本病大都由于湿邪内蕴，三焦痞塞及脾肾阳虚，摄纳无权所引起，故宜多用灸法。我们根据《备急千金要方》，人有病痛，灸刺"阿是穴"皆验的理论指导，取用部分切痛穴，施以灸法，取得了一定的成效。这反映了切痛穴点有经络反映内部疾病与传递治疗刺激的选择性的特殊功能。对阳虚型病例，我们采用以灸为主，以起扶阳温运的功效；对湿阻型病例则采取针灸兼施的治法，虽然本型病人有因湿邪郁久化热的现象，但我们依照李梴《医学入门》所说"热者灸之，引郁热之气外发，火就燥之义"的启示，采用饼灸治疗，结果取得良好的效果。兹举例如下。

案3　沈某，男，48岁，1963年8月17日入院，共住院72日。

主诉：小便乳白色，持续不断已有2个月。

病史摘要：于1953年5月因腰酸、腰痛、小便混浊而求治于仁济医院，经检查血液，发现有丝虫，服"海群生"后，病情逐渐缓解，至1954年上症消失。1963年6月底，腰痛又发，随现尿液混浊。经本市第一人民医院膀胱镜检查，发现两侧肾盂均有乳糜液喷出，遂来我院做针灸治疗。

症状与体征：尿液如牛乳兼有红色，腰痛，胸闷，腹胀，纳呆，肢体沉重，口苦，渴不欲饮，小便涩痛，脉滑数，苔白腻微黄。膻中、水分、气户、中极、带脉等穴有切痛。乙醚试验："＋"，爱迪计数：管型无，红细胞 $3.177×10^7$/升，上皮细胞及白细胞 $3.755×10^7$/升。

中医印象：膏淋、血淋。

西医诊断：斑氏丝虫病——血性乳糜尿。

辨证分型：湿阻（湿热）型。

治疗摘要：针刺、饼灸间日交替使用，在入院 1 个月针刺、饼灸 20 余次后，小便渐见清晰，腰酸和腹胀等症状亦有好转，再过 1 周后，小便清晰。乙醚试验和爱迪计数均转阴性，巩固 1 个月后，做激发试验，能顺利通过，随访 10 个月未发，并已恢复原来工作。

治疗结果：治愈。

至于阴虚型病人，我们根据《内经》"火郁发之"的治则和李梴"灸能引郁外发"的指示，在掌握针刺为主的原则下，适量配予少量切痛穴施灸，也能收到一定的疗效。这是我们大胆的尝试，在此提供线索，以待进一步观察。举例如下。

案 4 吴某，男，33 岁，1961 年 10 月 4 日入院。

主诉：小便呈乳白粉红色混浊，已连续 5 月余。

病史摘要：1957 年第 1 次发病，此为第 3 次复发，由中山医院转来。

症状及体征：小便混浊兼有血块，消瘦，心烦，失眠，多梦，脉弦，舌质红绛。神道、肓俞、京门、关元等穴处有切痛。乙醚试验"＋"，爱迪计数：管型无，上皮细胞及白细胞 $5×10^7$/升，红细胞 $5.66×10^6$/升。

中医印象：膏淋、血淋。

西医诊断：斑氏丝虫病——血性乳糜尿。

辨证分型：阴虚型。

治疗摘要：入院后半个月，采用单纯针刺，尿色、其他症状和体征未有改善，此后配予适当灸法（隔日灸治 1～2 穴），半个月后，小便转淡而清，切痛点消失，巩固治疗 1 个月后，能通过激发试验而出院。但 1 年后复发。

治疗结果：好转。

通过初步观察，我们体会到：只要切实掌握脉舌的变化和灸量的多少，轻度的阴虚型病人，仍是可以施灸的。

表 7 中饼灸效果优于针刺,也反映了上述情况。而表 5 中阴虚型有 3 例无效,可能也与我们在当初时对阴虚型病人不敢施灸的因素有关。

五、小结

(1) 本文观察了针灸治疗 30 例乳糜尿的结果,治愈 18 例(占 60％),好转 6 例(占 20％),有效率为 80％。治愈病例中,随访半年以上未发者 10 例,1 年以上者 3 例,2 年以上者 5 例。

(2) 本证临床表现,可分湿阻、阳虚、阴虚三型,发病以湿阻型为最多,阴虚型最少。疗效前两者基本相同,有效率高,后者较差,比较难治,但这可能与我们不敢施用灸法有关。

(3) 本证发病以夏季为多,符合古人"长夏主湿"的认识,且与疲劳有一定影响,病人大多有丝虫病感染史,或接触史,说明其致病与丝虫病确有密切关系。

(4) 年龄、性别、伴有血尿与否,对疗效无显著差别,发病次数少,尿中无块状者疗效较佳。

(5) 针和灸的影响,似以灸治为佳,治疗次数与疗效不成正比,这可能是机体对针刺激产生适应的关系。

(6) 本证体表部出现经络切痛点,大部分为经穴,且与中医脏腑病理的认识与经络的联系有一定的关系,说明了经络学说的客观存在及其在临床上的现实意义。

(7) 通过复访,证实针灸治疗本证具有远期治愈的特点,值得引起重视。

按:本文系综合《针灸治疗乳糜尿 30 例的初步临床观察》(原发表在《针灸杂志》1966 年第 1 期)与《针灸治疗乳糜尿的远期效果观察》(原发表在《中国针灸》1982 年第 3 期)两文而成。该两文总结了朱氏 20 世纪 60 年代初施用针灸治疗乳糜尿病人 30 例的近、远期疗效观察,病史资料完整,数据可靠,分析客观,有一定的说服力,可以作为临床参考。参与本工作的还有张时宜、吴绍德、王卜雄等。

针灸结合中药治疗食管癌、胃癌
临床及免疫指标初步观察

为了探讨中医药对恶性肿瘤的疗效及其作用机制,我们以针灸为主,结合部分中草药对食管癌、胃癌病人进行治疗,并对部分免疫指标做了观察。现将治疗达半年以上的 20 例病人(包括恶变死亡病例)初步小结如下。

一、资料分析

1. 年龄与性别   20 例中男性 17 例,女性 3 例;年龄 40～49 岁 1 例,50～59 岁 8 例,60～69 岁 5 例,70 岁以上 6 例。

2. 病人来源   20 例均系不适宜做手术、化疗及放疗的晚期癌症病人。绝大多数已滴水不入,有的不能继续服抗癌药,有的为手术后复发的病人,均由外院或龙华医院肿瘤科明确诊断后转来。

3. 诊断依据   X 线摄片证实为恶性肿瘤,其中食管癌绝大多数"脱落细胞阳性"(多数为鳞形细胞)。

4. 肿瘤分段   20 例中食管上段癌 1 例,食管中段癌 6 例,食管下段癌 6 例,贲门癌 6 例,胃窦部溃疡型癌 1 例。

5. 疗效标准与效果   以中医中药针灸治疗恶性肿瘤疗效判定标准(试行草案)为依据,分临床有效及无效二级。

(1) 临床有效:① 症状减轻:X 线检查病体缩小,连续观察 1 个月以上者;② 症状改善:X 线检查病灶稳定,连续观察 6 个月以上者。

(2) 无效:经治疗后症状继续恶化或死亡者。

治疗结果:见表 39。

6. 免疫指标测定观察

(1) 正常人和癌症病人的 C_3、E 玫瑰花指标比较,20 例中,针治前有 15 例经测定免疫功能,发现 E 玫瑰花环形成率平均数为 27.2 ± 1.4,与正常人对照组相比,明显降低,两者之间有明显差异($P<0.01$);血清补体 C_3 含量也有低下的

表 39　食管癌、胃癌疗效表

疗效 ＼ 肿瘤分段	食管上段	食管中段	食管下段	贲门	胃窦部	合　计
临床有效	0	5	3	4	0	12(占 60%)
无效	1	1	3	2	1	8(占 40%)
合计	1	6	6	6	1	20(占 100%)

趋势,但与正常人对照组相比,无统计学意义($P>0.05$)。说明癌症病人无论是细胞免疫,还是非特异性的补体系统都受到不同程度的损伤(表 40)。

表 40　免疫指标测定

项目 ＼ 组别	正常值	肿瘤组	P 值
例数	30	15	
C_3	0.83±0.39	0.76±0.26	$P>0.05$
E 玫瑰花	58.2±2.12	27.2±1.4	$P<0.01$

(2)癌症稳定组和恶化组的 C_3、E 玫瑰花指标比较,据有关资料报道,癌症病人的免疫功能变化与其病情有关,为此我们在 20 例病人中选择 15 例,按照临床症状及其他实验室指标的变化分成两组进行观察。

一组为稳定期,一组为恶化期,观察他们的 E 玫瑰花环形成率及 C_3 含量变化和病情之间的关系。结果:稳定期 8 例病人 E 玫瑰花环形成率平均值为 38.8±9.3,而恶化期 7 例病人为 17.1±6.86,两者之间有明显差异($P<0.01$),测定血清 C_3 的含量,发现稳定期病人 C_3 平均值为 0.944±0.17,与正常组 45 例比较无差异($P>0.05$),恶化期病人 C_3 平均值为 0.661±0.28,与正常组相比有统计学意义($P<0.01$)。说明不同病情的肿瘤病人,其免疫功能有明显差别。

二、治疗方法

1. 治则　根据肿瘤病人"隔塞闭结,上下不通"的局部症状,及晚期癌病人正气虚弱的全身症状,拟定了扶正与祛邪相结合的治疗法则。运用针和灸以温阳扶正,行气散结;配合中草药,使其更好地发挥协同作用,从而提高机体的免疫抗癌能力,延长生存期。

2. 治法　第 1 阶段:麦粒灸(化脓灸)。取穴:① 大椎、身柱。② 神道、灵台。③ 八椎旁夹脊_双（第 8 胸椎棘突旁开 5 分）。④ 脾俞_双。⑤ 胃俞_双。⑥ 足三里_双。每次灸 1 组，每穴灸 7～9 壮，隔日灸 1 次，灸后用灸疮膏贴在灸穴上，使之化脓，在化脓期间进入第 2 阶段。

第 2 阶段：根据不同症状，针刺四肢穴位结合局部饼灸。① 针穴：公孙_双、丰隆_双、照海_双、手足三里_双、内关_双、列缺_双。用提插结合捻转手法，以得气为度。② 隔饼灸法：食管上段癌取天突、璇玑、华盖；中段癌取紫宫、玉堂、膻中；下段癌取中庭、鸠尾、巨阙。胃癌取上脘、中脘、下脘。

隔饼灸时（药饼组成及制法：白附子、乳香、没药、丁香、细辛、小茴香、苍术、川乌、草乌各等分，共研细粉，加蜂蜜、葱水调制，捏成药饼，如 5 分硬币大，2 分厚，上穿数小孔），饼下垫丁桂散少许，每次灸 3～5 壮，直到背部灸穴化脓净，结痂脱落。此阶段约需 1 个月，进入第 3 阶段。

第 3 阶段：病变相应部位华佗夹脊刺，食管上段癌取颈 6 至胸 2；中段癌取胸 3 至胸 6；下段癌取胸 7 至胸 10；胃癌取胸 11 至胸 12。

随症加减：滴水不入加金津、玉液、天突；发高热加曲池、处关；吐血加血海、膈俞、尺泽。

针灸同时，配用一些扶正软坚、清热解毒的中草药。如滴水不入者加用：① 吞畅散（硇砂 0.4 克、青黛 0.6 克、冰片 0.6 克、柿霜 1 克研粉吞服）一日 3 次。② 双半合剂（生半夏 9 克、半枝莲 60 克、生南星 9 克、旋覆梗 12 克、代赭石 15 克、蜀羊泉 30 克、山豆根 9 克、生甘草 9 克）。

三、典型病例

裴某，女，62 岁。病人于 1977 年初进食作噎。1978 年 2 月开始进食梗阻。同年 6 月上海第九人民医院摄片，食管下段 4～5 厘米狭窄，黏膜破坏，上段扩张，诊断为食管下段癌。由于高年体弱，不宜手术，用过放疗、化疗，也服过抗癌中草药。至 1978 年 11 月因进食梗阻加剧不能继续服用汤药而转针灸治疗。当时病人形瘦骨立，自汗盗汗，动辄心悸，脉细，苔薄舌边紫斑。按法经治 8 次，渐进流质，吞咽无梗滞，精神渐渐转佳。于 12 月做免疫功能测定，C_3 0.42 单位/毫升，E 玫瑰花环形成率 15%。1979 年 2 月复发，C_3 0.26 单位/毫升，E 玫瑰花环形成率 26%，经治 5 个月后能进软食。7 月复查，C_3 0.47 单位/毫升，E 玫瑰花环形成率 34%，免疫功能逐渐提高，临床症状亦逐渐好转，至今仍在门诊治疗中。

四、体会

根据中医学理论,我们拟定了针和灸并用,扶正与祛邪相结合的治疗法则,第 1 阶段化脓灸,以温阳扶正为主,故取督脉及足太阳膀胱经穴,并用艾灸使之化脓,以激发机体内免疫功能。

督脉为阳脉之纲,其络脉挟脊而上,左右别而络膀胱,故古人有"太阳与督脉之相通也""五腑之俞,皆本于太阳而应于督脉""五腑居于腹中,其气皆出背之足太阳经"等说法,灸治督脉相应节段的背俞穴,能起扶阳益气的作用。取大椎、身柱是温行食管上段的阳气;取神道、灵台可助中段的阳气;取八椎旁夹脊穴以温行食管下段阳气;加脾俞、胃俞培补后天之本。

第 2 阶段以针刺为主,取四肢穴,结合病变部位体表附近的穴位施用隔饼灸,调气和温运并重。取公孙配内关、照海配列缺,根据八脉八穴理论,公孙通冲脉,内关通阴维脉,主治胃、心、胸之病;照海通阴跷脉,列缺通任脉,主治膈与喉咙部疾病。按这四条奇经的循行路线都与食管相近,即所谓"经脉所过,主治所在"。加用丰隆、足三里以降腑气而豁痰,配手三里加强疏通阳明腑气的功效,温灸任脉天突至下脘穴,统属温行散结之法。

第 3 阶段,选用病变相应部位的华佗夹脊穴,也与第 1 阶段处方意义类同,针刺之起活血化瘀作用。

五、小结

(1)针刺及艾灸辅助适量中草药对晚期的食管癌、胃癌病人有缓解症状的作用,能促进提高机体的抗癌能力,延长晚期肿瘤病人的生存期。

(2)实验结果证明,食管癌、胃癌病人的特异性和非特异性免疫均受到损害,表现为 E 玫瑰花环形成率和血清补体 C_3 含量低下,并且这种免疫功能的异常与病情变化有密切关系。恶化期病人的 E 玫瑰花环形成率和血清补体 C_3 含量较稳定期及正常组明显降低,而稳定期病人血清补体 C_3 含量恢复到正常,E 玫瑰花环形成率也逐步上升。所以从实验结果表明,针灸结合部分中草药治疗,临床是有效的,随着症状好转,免疫指标也上升。肿瘤病人的临床主诉,实验室免疫指标及临床疗效三者是一致的。

按：本文是 20 世纪 80 年代初朱氏以针灸结合中药治疗晚期食管癌、胃癌 20 例的临床及免疫指标观察报告，初步说明针灸结合中药对食管癌、胃癌病人有效，能提高机体抗癌能力，延长病人的生存期，对临床有启示作用，故予收辑。参加本工作的还有居贤水、王玲芳、陆焱垚、丁菊英、章育正、姚颂一、沈南屏等。

灸疗小儿偏坠症 15 例的疗效介绍

"偏坠"是疝气的一种,其因偏侧睾丸肿坠作痛而得名,元代张从正将其列入气疝条:"气疝其状上连肾区,下及阴囊,或因号哭忽怒,则气郁之而胀,怒号哭罢则气散者是也……或小儿亦有此疾,俗曰偏气,得于人已年老,或年少多病,阴痿精怯,弱力入房,因而有子,胎中病也。"其后明代戴思恭将其称为癫气:"一核偏坠,或俱肿胀,或一核缩入小腹,痛不可忍,用手按捺,方得还归,是为癫气。"此两位医家对偏坠症的看法,似乎均认为是属于气分。明代李梴在《医学入门》中指出:"偏坠肿者有大小,偏左多瘀血、怒火,或肾气虚损;偏右多湿痰、食积,是知癫疝证兼七疝。"归纳这三家的论著,虽然有左坠属肝肾,右坠属脾胃的分别,在病因方面也有肝肾不足、郁怒血瘀,或脾虚生痰、食积气滞的不同,但是临床上常见皆以小儿为多。原因都是先天不足、元气不充的缘故。所以其症状一般均为睾丸或左或右偏坠作痛,牵引小腹作胀,每当多劳乏力时,或怒号哭泣时发作,下午尤较为甚。

笔者自 1955 年至今,曾收治偏坠病人 15 人,全部有效,兹将方法及疗效统计介绍在下。

一、疗法

取穴三阴交(对侧)、归来(同侧),各灸 5～7 壮。

以上 2 穴,每次灸治 1 穴,艾炷如麦粒大,隔 3 日再另灸 1 穴,一般两次灸毕即能痊愈。若病程较长,一次灸后不愈者,休息 2 周可再灸第 2 疗程,反复至收到疗效为止。

二、疗效

15 例中痊愈(症状消失,遇劳不再复发)9 例(其中治疗 1 疗程者 5 例,2 疗程的 3 例,3 疗程的 1 例);年龄 5 岁以下的 3 例,10 岁以下的 5 例,10 岁以上的 1 例;病程 5 年及 10 年以下的各 4 例,10 年以上的 1 例;进步(症状消失或改善,但仍复发者)6 例(其中治疗 1 疗程的 4 例,2 疗程及 3 疗程的各 1 例);年龄 5 岁以下的 1 例,10 岁以下的 3 例;14 岁以上的 2 例),没有无效(症状毫无改善)病例发现。

三、讨论

(1)15 例偏坠病人都是儿童,一般面容黄瘦,脉象细濡,呈现元气不足、虚弱的现象,所以治疗方针均用灸法,使起温补元气、振扶虚赢的作用。但是由于小儿本为元阳之体,因此灸壮不宜过多,疗程间隔时间必须稍长,以免发生副作用。倘若脉见浮数,睾丸肿胀发热者,此非虚证,不能用灸,应改用针法,借针力以疏通经气,而去壅滞。手法可取捻转、提插、疾徐三法中的泻法结合施用。

(2)在针灸处方配穴时,主要依据经络学说理论。前阴者,宗筋之所聚,足三阴及足阳明之筋皆结聚于阴器,而足厥阴之脉,更循股阴,入毛中,环阴器,左右交贯而上抵少腹;水谷入胃,输精于肝,淫气于筋,故肝者罢极之本,其充在筋,若元阳不足,肝经之气虚陷,则系睾之筋必致纵弛,而使阴卵下垂;或则血瘀痰凝,邪实所居,伤于营则为肿,肿则坠而且痛,此皆偏坠的原因。针对以上病理,所以首取三阴交施治,盖三阴交者,足三阴经交会之穴,统三经之经气,灸治此穴可以温补足三阴的元气,针治此穴可以疏泄三经的壅滞,又以肝脉绕行阴器左右交贯,因此临床上左坠则治右,右坠则治左,作用可以直达阴部。至于配用归来的理由,是因为阳明者,五脏六腑之海也,主润宗筋,与冲脉会于气街,属于带脉,络于督脉,带脉在人体的作用为统束诸经,督脉者是诸阳之海,统一身之元阳,故气街(冲)穴乃系胃气出入之街,有渗灌督带、濡润前阴诸筋的功效,治疗偏坠本应取用此穴,但此穴不宜多灸,恐引动冲脉之气,厥逆上行,使人喘息,所以取归来代之,引胃气灌济前阴,故能克奏厥效。至若施用针法,当仍取用气冲为宜。

(3)疗效方面,多数年龄小、病程短的病例,往往治愈亦快,疗程亦短;年龄大、病程久的病例,治愈较难,疗程也长。其中 1 例病程达 11 年之久,施灸 1 疗程后,也能获得痊愈,可见针灸对此病实有卓越的疗效,只是所治病例不多,记载也不全面,故本文仅作为初步报道性质,希望借此引起各界注意,以便提高和发扬。

按:本文朱氏曾发表于《浙江中医杂志》1959 年 7 月号。报道灸治小儿偏坠症 15 例的初步疗效观察,虽样本较少,病史记录与分析也不够完整,但对偏坠症中医认识的论述有一定的深度,并对治疗的探讨也有相当的内涵,可作为临床的参考,特予收辑。

中西医结合治愈重症中风(脑溢血)1例的报告

一、病史

病人,48岁,女,上海人,已婚,农民,于1961年9月28日入院,1961年12月30日出院。病人素有头痛眩晕史,28日中午大扫除时突然发作头晕,右手足无力,言语失利,继之右半肢不能活动。于下午4时许来本院急诊。5时50分左右,神志陷入昏迷,两手握固,牙关紧闭,遗尿在床,血压32/18.6千帕(240/140毫米汞柱),当时诊断为中风,经刺水沟-、十宣-(按"+"为补,"-"为泻,后同)后收入病房,进行抢救。

检查:体温37℃,脉搏68次/分,呼吸频率17次/分,血压32/18.6千帕(240/140毫米汞柱)。发育正常,营养较差,体形消瘦,神志不清(重度),皮肤无异色,面赤气粗,两手握拳,头向左侧偏卧,喉间有痰声,肌表无灼热,下肢厥冷,脉弦滑,舌苔因牙关紧闭无法观察。头部外形正常,无瘢痕,目部瞳孔等大,边缘整齐,对光反射存在,目向左侧斜视,眼底视网膜动脉硬化。耳部无特殊,听力压痛无法检查。口腔有假牙,鼻唇沟右侧较浅。颈项部柔软,无静脉怒张,甲状腺未扪及,气管居中。胸部外形正常,两侧对称。肺部呼吸匀称,无明显浊音区,呼吸音粗糙,无干湿啰音,语颤及语音无法检查。心尖搏动在乳下第5肋间、锁骨中线外约1厘米处,范围较大,无猫喘,心界向左扩大约1厘米左右,心音亢进,心律齐,心率68次/分,二尖瓣区有Ⅱ级收缩期杂音,性质柔和,向主动脉瓣区传导,$A_2 > P_2$。腹壁柔软,肝脾未扪及,无色块及静脉怒张,叩诊呈鼓音,肠鸣音存在。全身浅表淋巴结未触及。腹壁反射存在,两侧膝反射(+),巴宾斯基(Babinski)、奥本海姆(Oppenheim)、戈登(Godon)征均(-)。

实验室检查:血红蛋白115克/升,红细胞3.64×10^{12}/升,白细胞4.8×10^9/升。白细胞分类:中性0.80,淋巴0.20。血小板120×10^9/升,出血时间2分30秒,凝血时间3分30秒。总胆固醇21毫摩尔/升。华康反应(-)。小便常规(-)。

按：病人年居七七，任脉已虚，太冲脉衰，兼以身形消瘦，营阴不足可知。血亏则木失滋营，肝阳偏亢，故平素眩晕时作。今者，烦劳气张，心阳暴炽。心者君主之官，肝木之子。心火陡盛，引动肝风，于是风火相煽，燔液成痰，随气上涌，攻迫巅顶，横窜络道，神明受窒，肢体失用，发为斯疾。今据病人于发病之初无被贼风袭中之原因可查，发作之时又无六经形证，当属类中之候；而神志不清，则是风中脏腑无疑；又见牙关紧闭，面赤气粗，两手握固，脉来弦滑等，当为闭证，但小便失禁，则为肾气失固，恐系先天之本将绝之兆。据证论治，当开窍清热、息风降浊为先，兼需温固元阳、慎防暴脱。

印象：中医：类中风——中脏腑；西医：脑溢血（左侧内囊）、高血压、高血压性心脏病——左心室肥大。

二、治疗经过

9月28日下午6时入院，当时脉证治则已详病史，采用中西结合抢救之措施，处理如下。针灸：水沟_、十宣_、10（开窍泻热）、涌泉+、2（上实下虚，引而下之）、颊车_、1、下关_、1（开口噤）、行间_、2（平肝息风）、丰隆_、2（豁痰降浊）、气海+、1（扶元固本），均用提插补泻法（调和阴阳）。中药：陈胆星(包)5.5克、竹沥半夏9克、天竺黄9克、鲜菖蒲9克、淡黄芩9克、朱茯神9克、煨天麻6克、陈皮5克、石决明30克、牛黄清心丸1粒另吞。西医处理：① 头部抬高30°。② 插导管鼻饲。③ 青霉素20万单位每隔6小时肌内注射。④ 维生素C 500毫克＋50%葡萄糖40毫升，每日2次静脉注射。⑤ 维生素$B_1$50毫克＋维生素K 3.8毫克，每日1次肌内注射。当日夜间12时血压下降至21/15.7千帕(160/118毫米汞柱)，脉象仍弦，神志不清。

29日晨，神志似较清醒，血压22.6～15.7千帕(170/118毫米汞柱)，诸症无变化，针灸、中药处方同前。

30日晨，血压25/17千帕(188/128毫米汞柱)，神志仍昧，脉弦稍减，仍拟开窍降浊之法，兼固其本。针灸，上方加廉泉_、1（启会厌、开神明），中药原方1帖。

10月1日，血压回升至27/15.9千帕(206/120毫米汞柱)，病人烦躁不安，脉弦数。晨8时左右体温上升至38.1℃，白细胞$80×10^9$/升，分类：中性粒细胞0.8。当时辨为肝火冲逆，引动厥阴之火，二火相煽，恐内伐元气，煎熬真阴，变生叵测，除仍予开窍降浊外，兼用镇肝潜阳、扶元固本为治法。针灸：加合谷_、2、太冲$_{-,2}$（开四关以镇肝潜阳）、然谷$_{+,2}$（补水中真火，引火归原，以固其本）。中药：原方加龙胆草 9 克、牡丹皮 9 克。当日下午体温回降至 37.3℃，血压下降至 22.6/15.3 千帕（170/115 毫米汞柱）。晚上又显烦躁，屡欲坐起，夜班医生给予冬眠灵 25 毫克（肌注），给药后恢复安静。

10 月 2 日，无变化，针灸、中药同前方，晚上又一度烦躁，经注射冬眠灵后恢复安静。

10 月 3 日，神志仍昧，小便失禁，大便自中风以来一直未解，病人时而出现烦躁，血压 22.6/15.7 千帕（170/118 毫米汞柱），体温 37.5℃，脉象弦数，诸症似尚稳定，故除守前则施治外，兼用顺下通便之法。针灸：加照海$_{+,2}$、支沟$_{-,2}$（通大便）。中药：上方去龙胆草，加火麻仁 9 克。

10 月 4 日，无变化，治法同前，但大便仍未解。

10 月 5 日，病人有汗出、循衣摸床之动作，血压 32/18.6 千帕（240/140 毫米汞柱），脉弦细而数，因虑肝火化风，故加强息风敛阳之措施。针灸：水沟$_{-,1}$、百会$_{-,1}$、风池$_{-,2}$、行间$_{-,2}$、廉泉$_{-,1}$、关元$_{+,1}$（扶元防脱）、然谷$_{+,2}$、合谷$_{-,2}$、太冲$_{-,2}$、支沟$_{-,2}$、照海$_{+,2}$、三阴交$_{+,2}$（育阴）。中药：原药加钩藤 9 克、龙骨 15 克、牡蛎 30 克。

10 月 6 日，连日针药并施，体温渐复正常，神志已较前清楚，但有时仍有烦躁，大便迄今未通。因虑病人之烦躁或为燥矢积滞，腑气未通所致，乃予盐水灌肠通便，便后烦躁改善，脉象仍弦，故停用青霉素，再予息风安神，针药并施，以图巩固。针灸去支沟、照海穴，中药去火麻仁。

10 月 7 日，神志渐清，病人安静，血压 21.3/15.7 千帕（160/118 毫米汞柱），脉象弦数渐减，风阳渐平，故除宗前治外，兼用疏调经气，挽救肢体偏废为治，同时停止西药支持疗法。针灸：百会$_{-,1}$、廉泉$_{-,1}$、合谷$_{-,2}$、太冲$_{-,2}$、关元$_{+,1}$（提插补泻）；肩髃$_{+,左}$、阳陵泉$_{+,左}$、悬钟$_{+,左}$（捻转补泻）。中药去牛黄清心丸加怀牛膝 12 克、大秦艽 9 克、厚杜仲 12 克。

10 月 8 日，神志已清，能与医生做简短对话，但牙关仍紧，语音模糊，血压 21.3/14.6 千帕（160/110 毫米汞柱），脉弦滑。至此病已脱离险境，故改用调补气血、疏通经络之法为主，停服中药，单以针灸治疗。针灸：百会$_{-,1}$、风池$_{-,2}$、颊车$_{-,2}$、下关$_{-,2}$、三阴交$_{+,2}$、中脘$_{+,1}$、足三里$_{+,2}$、气海$_{+,1}$（均用提插补泻法）；肩髃$_{-,右}$、曲池$_{-,右}$、合谷$_{-,右}$、阳陵泉$_{-,右}$、环跳$_{-,右}$、风市$_{-,右}$、丘墟$_{-,右}$（均用捻转补泻法），连治 7 日。

10 月 14 日，神志完全恢复清醒，能诉说病状，对答正确，右下肢开始移动，牙关开松，口能启闭，脉仍弦，舌光剥根腻，血压 18.6/14.6 千帕（140/110 毫米汞柱）。仍需调补气血，巩固疗效，并以挽救肢体为主要治则。针灸：① 肩髃、曲池、合谷、环跳、风市、阳陵泉、悬钟、丘墟（上穴 2 次取病侧，用泻法，1 次取健侧用补法，轮流施用），用捻转补泻法。② 百会$_{-、}$、风池$_{-、}$、太阳$_{-、2}$、丰隆$_{-、2}$、行间$_{-、2}$、三阴交$_{-、2}$、足三里$_{+、2}$、血海$_{+、2}$、中脘$_{+、1}$、气海$_{+、1}$，用提插补泻法。

10 月 21 日，情况续有好转，血压稳定在 18.6～14.6 千帕（140/100 毫米汞柱）左右，右手亦能活动，右足已能屈伸，舌质红，苔剥、根微腻，脉细弦，仍宗前治。

10 月 31 日，病人第 1 次由人扶持起床，已能举步，步态蹒跚，脉象渐缓，舌质淡红，苔薄。针灸：第 2 方曲泉$_{+、2}$、太冲$_{-、2}$，改为间日治疗 1 次。

11 月 15 日，病人已能自己起坐，右手足能自由活动，但力较差，仍宗前治。

11 月 30 日，血压稳定，病已基本治愈，于 12 月 3 日出院。

三、体会

（1）通过这个重症中风病例的治疗，我们体会中西医结合，取长补短的医疗方针，确实能提高疗效。这个病例昏迷时间较长，且出现肾绝的现象，单纯做针灸治疗恐力量不够，内服中药，又因牙关紧闭，不能吞咽，药液不能入胃，如果没有西医的鼻饲及支持疗法，恐难收得预期的效果。同时病人昏迷达 10 日左右，不能自己咳痰，往往容易引起感染，如果没有青霉素的协助，一旦发生感染，也会造成严重后果。过去中医治疗中风昏迷病人，最困难的就是这些问题，如今中西医结合，取长补短，弥补了这个缺点，大大提高了针灸、中药对中风病人的疗效，真是中医好，西医好，中西结合取长补短更加好。

（2）通过此病例的治疗，我们体会中风的闭证和脱证有时是可以并现的。该病例，口噤、面赤、息粗、两手握固，显然是闭证的症状，但小便失禁，则是脱证（肾绝）的现象。治疗如果单纯泻火，则元阳一脱，即有死亡的可能，因此除针刺十宣、水沟并用牛黄清心丸开窍泻热外，并需针灸关元、气海以保护元阳、防止暴脱，元阳不绝，则生机不息，虽然昏迷 10 日，终能获得转机。

（3）中风病的治疗，需注意大便，如腹中有燥矢，可以助长火势。本例病人大便自中风后7日未解,故而屡显烦躁,神志一直不清,直待通便后,病邪才逐渐退去,获得转机。至于通便的方法,我们开始时比较保守,因恐遽下致脱,故不敢应用攻下剂及其他方法,而坚持应用顺下法,但效果不著,最后采用灌肠通便,才收到良好效果。

(4)中风各个阶段的治疗方针,我们体会在初期抢救阶段最好中西医结合,即鼻饲、支持疗法,加上针灸、中药,同时必须注射抗生素预防及治疗感染。神志清醒后,可以单用针灸、中药治疗,以平肝息风、潜阳降浊为主,适当配合疏通经气,挽救肢体偏废的治法。待风阳渐平后,则单纯应用针灸,以疏通经气,治疗偏废的肢体为主,并结合平肝潜阳为辅,以巩固疗效。

按:本验案系朱氏20世纪60年代在龙华医院任针灸科副主任时所治,曾发表于《江苏中医》1963年第11期。病史记录完整,有中西医双重诊断与治疗,能客观反映该病例中西医结合治疗的全过程,并且取得较为满意的效果。其中最为可贵的是能反映针灸治病理法方穴特色,可为临床者师法,特予辑录。

针刺治疗舞蹈病 1 例

一、病历

王某,女性,17 岁,学生。因患四肢关节酸楚,手足不自主运动,于 1961 年 5 月 5 日来诊。

病人于 3 月下旬曾受雨淋,次日即感头痛、发热、四肢关节疼痛。当至某医院门诊,服药后,发热渐退。3 周后,出现右手足不自主乱动,再至该院诊治,经化验室检查:抗链球菌溶血素"O"333 单位/毫升,抗链球菌溶血素酶抗透明质酸酶 1.40 单位,丙种球蛋白反应(-),红细胞沉降率 29 毫米/小时(克氏法)。心电图检查:Ⅰ级房室传导阻滞。诊断为风湿性关节炎及舞蹈病。经治疗后,未能遏止其发展,故来做针灸治疗。

当时病人四肢关节游走酸痛,左右交替,手足乱动,意识无法控制,讲话时由于舌体不自主运动而发音不清,伴有短气、多汗,脉细弦,舌边红,苔薄腻。体检:体温正常,肺(-),胸骨右缘三尖瓣区有Ⅱ级收缩期杂音,心率 80 次/分,心律不齐。化验室检查:抗链球菌溶血素"O"1 250 单位/毫升,红细胞沉降率 52 毫米/小时。心电图检查:右心室肥大。

中医辨证:属肝肾两亏,卒中风、寒、湿邪,郁而不解,化热引动内风,内外合邪,震动四末,发为四肢舞动,延及舌本,则发音不清。"风者,善行而数变。"风邪偏胜,故四肢关节走痛;风气淫泆,故汗出而短气。印象:① 肝风(舞蹈病)。② 行痹——众痹(风湿性关节炎)。治当平肝息风,蠲痹通络。

取穴:方 1,行间–,三阴交+,曲泉+,肝俞–,筋缩–。方 2,肩髃–,曲池–,合谷–,内外膝眼–,阴陵泉–,阳陵泉–,足三里–,天柱–。

手法:方 1 用提插,方 2 用捻转。

治疗经过:自 5 月 5 日至 5 月 11 日经针治 4 次,四肢舞动大减,酸痛亦减轻,仍宗原方施治。

5 月 12 日诊:有后头及额部胀痛,脉弦细。辨为肝阳冲逆,上凌清旷,按前法佐以潜阳。

取穴：方1,加太阳_,风池_,脑户_,风府_。方2,不变。

5月15日诊：下肢舞动已止,头痛、四肢关节痛均减,原方续进。

5月16日诊：今晨忽觉胸闷、气急,脉弦数,苔无变化,兼施宽胸利气之法。

取穴：另拟方3,公孙+,内关_,巨阙_,膻中(刺)。

手法：提插。

5月17日诊：四肢舞动已止,但咽干作痛,失眠,心悸。检查：咽喉充血,脉浮数。此复感风热之邪,虑其再动内风,急施疏风泻热、宁心安神之法。

取穴：停用方3,改立方4,少商(出血),天容_,郄门_。

手法：提插。

5月19日诊：咽痛已减,睡眠转安,心悸亦停,四肢舞动及酸痛均已消失,脉细微弦。诸恙悉退,改用平肝宁神、疏风通络之法,以图巩固。

取穴：方5,郄门_,大陵_,曲池_,列缺_,合谷_,百会_,太阳_,风池_,阳陵泉_,曲泉+,三阴交+,行间_,天容_。

手法：捻转结合提插。

5月20～22日：12诊后,咽肿渐退,唯仍有头痛,再宗前方。

取穴：方5,加照海+。

5月23～25日：15诊后,诸恙平：唯因感冒,有鼻塞,低温(37.2℃)2日,兼有眼皮刺痛。

取穴：原方加大椎_,外关_,攒竹_。

手法：提插。

5月27～31日：17诊后,体温降退,于6月1日恢复上学。6月7日检查：红细胞沉降率下降至10毫米/小时,抗链球菌溶血素"O"下降至400单位/毫升。又续治6次,观察至6月下旬,无特殊变化,停止治疗。

治疗后随访3年,未见复发。

二、体会

(1) 西医学文献记载,本病常伴风湿病发生,80％以上的病例发生在5～15岁,女性高于男性3倍。发病以春季为多。此例的性别、年龄(病史摘要中的年龄为虚岁)及发病时间,均与文献记载相符。

（2）本病目前尚无特效疗法，虽然文献记载一般均可恢复，但平均要在发病后 3～6 周，有时甚至可延至数月以上，且多为暂时的间歇，往往不久即又复发。此例来诊时发病甫 2 周左右，经 4 次针治后，四肢舞动大减，针治 10 次后，舞动完全停止，自初诊至治愈，前后共 13 日，距发病仅 4 周左右，说明针刺对此病有一定的治疗作用。

（3）本病在中医学文献中无明确的记载。笔者按《素问》"诸风掉眩，皆属于肝"的理论，诊断为"肝风"。病人有关节游走作痛的症状，符合于"行痹"的诊断，而其走痛以关节为主，左右交替，则应与其他行痹相区别。《灵枢·周痹》篇曾载有两种相异的行痹，其一以循脉上下作痛为主症，名为"周痹"；其二以左右交替发作为特征，名为"众痹"。后者与此例关节痛症状相合，故诊断为"众痹"。

（4）笔者认为，治疗此病，首需平肝息风，以治其标，因风邪鸱张，鼓动四末，不先平息，则必煎液伤阴，而愈助长气火，势难收治疗之效。故取行间、肝俞泻之以平肝、筋缩而舒筋息风，补三阴交、曲泉柔肝而息风，施以具有调和阴阳作用的提插补泻法。在平肝息风的基础上，则还须蠲痹通络、疏邪以治其本。取肩髃等方 2 穴，施以捻转迎随法，俾经气接续，则郁滞之邪，可随之而解。

按： 本案为朱氏 20 世纪 60 年代初在龙华医院门诊部治疗的病例，病史记录完整，施治过程理法方穴清楚，疗效突出，现予收录，以飨读者。

怔忡的针灸治疗（附：惊恐）

"怔忡"二字连用，是出于后世医家，古时只有"心悸"和"心动"等名等。《灵枢·经脉》载："手厥阴心主之脉，是动则病，心中憺憺大动。"《伤寒论》和《金匮要略》中都称"心下悸""心动悸""心中悸"等，也有称"惊悸""恐悸"的。这因临床常遇到病人主诉心悸而兼惊恐不安，以及惊恐之后，可出现心悸的现象。《医学纲目》说："惊恐亦曰心中憺憺大动，谓怕惊而心动也。"可见惊恐、心悸是相连带的证候。元代朱丹溪说："悸者，怔忡之谓。"清代程国彭也说："悸为心动，谓之怔忡。"下面就怔忡的病因，证候和治疗做简要介绍。

一、病因

《伤寒明理论》说："心悸之由，不越二种，一者气虚，二者停饮也。"又说："饮水多，必心下悸，是停饮也。""其气虚者，由阳气内弱，心下空虚，正气内动，而为悸也。""其停饮者，由水停心下，心为火而恶水，水既内停，心不自安，则为悸也。也有汗下之后正气内虚，邪气交击，而令悸者，与气虚而悸者则又有甚焉。"这是伤寒病见怔忡的病因。

在杂病方面，怔忡往往与肾亏、血虚和痰饮等有关。王肯堂《证治准绳》说："悸之为病，是心脏之气不得其正动，而为火邪者也，盖心为君火，包络为相火，火为阳，阳主动，君火之下，阴精承之，相火之下，水气承之，夫如是而动则得其正……若乏所乘则君火过而不正，变为烦热，相火妄动，既热且妄动，岂不见心悸之证哉？"

王肯堂又说："心者神明居之，《经》曰：两精相搏谓之神。又曰：血气者人之神，则是阴阳气血，在心脏未始相离也，今失其阴，偏倾于阳，阳亦失所承而散乱。故精神怔怔忡忡，不能自安矣，当自心脏中补其不足之心血，以安其神气。"

以上两条引文，清楚地阐述了肾亏、血虚者，因阴不能养阳，心阳偏亢而散乱，发生怔忡的症状。

对痰饮的病人，王肯堂也说："痰饮停于中焦，碍其经络，不得舒通，而郁火与痰相击于心下，以为怔忡者，必导去其痰，经脉行则病自已。"这就是说痰饮停积，经脉不通，也可以发生怔忡。还有《灵枢·经脉》说的"手厥阴心主之脉是动则病心中憺憺大动"，这是手厥阴心包络经脉的病，也可引起怔忡。

二、症状和治疗

1. 症状 《伤寒明理论》说："悸，心忪是也，筑筑惕惕然动，怔怔忪忪不能自安者是也。"张景岳也说："怔忡之病，心胸筑筑振动，惶惶惕惕，无时得宁者是也。"所以怔忡就是心中筑筑地跳动，惶惶惕惕，久而不宁的一种症状。

虽然惊病也有心悸的症状，但是两者有所不同。王肯堂说："怔忡者，本无所惊，心自动而不宁；惊者，因外有所触动而卒动。"这就指出了怔忡的心悸和惊病的心悸是有区别的。

2. 治疗 治疗怔忡，应该根据病因，分别标本、缓急，依照脏腑经络的虚实，运用阴募阳俞、经络表里等理论，结合古人治疗经验选取穴位，以虚则补之，实则泻之的总则来决定手法，调和阴阳。下面依照伤寒和杂病不同的病因，重点列出7张处方，以供参考。

（1）伤寒怔忡方例

方1 适用于外感未解，心中悸烦者。

处方：外关$_-$，大陵$_-$，合谷$_+$，通里$_-$，中脘$_+$。

条文例：《伤寒论》第102条："伤寒二三日，心中悸而烦者，小建中汤主之。"

讨论：成无己说："伤寒二三日，邪气在表，未尝传里之时，心中悸而烦，是非邪气搏所致，心悸者，气虚也，烦者，血虚也。"所以本方治则以定悸、除烦、解表、补中为主。方义为取外关、合谷发汗解表；大陵、通里定悸除烦；中脘补中，以益气血；取小建中汤和中解表之意。

方2 适用于心气不足，脉见结代而悸者。

处方：神门$_+$，太渊$_+$，内关$_+$，心俞$_+$，巨阙$_+$。

条文例：《伤寒论》第177条："伤寒脉结代，心动悸，炙甘草汤主之。"

讨论：柯韵伯说："伤寒主心，神明不安，故动悸。心不主脉，失其常度，故结代也。"脉见结代，在临床上多见危症，针灸治疗必须十分谨慎，处方精神以复脉定悸为主。方义为补神门、内关以补心经之不足，并可安神明。配合心俞、巨阙俞募，也可补心气不足，并可止悸，这是《内经》十二刺中的偶刺法。太渊是脉之会,补之可补脉气不足,心气足,神明安,脉气复,悸亦自止。本方可适用于一切心气不足,脉见结代的病人。

方3 适用于误汗亡阳,心阳不振而悸。

处方:膻中△,巨阙△,心俞△,阴郄△。

条文例:《伤寒论》第64条:"发汗过多,其人叉手自冒心,心下悸,欲得按者,桂枝甘草汤主之。"

讨论:尤在泾道:"心为阴脏,而汗为心之液,发汗过多,心阳则伤。"所以大汗亡阳,心阳不振而悸,针灸治疗以温复心阳为主。以上各穴,均用灸法,目的在于扶助阳气。取巨阙、心俞施灸能补益心阳,配合膻中是气之会穴,亦能补益阳气,并可温暖胸膈。阴郄为心经之郄穴,病在危急时灸此穴,可以回阳止汗。以上四穴俱有回阳、止汗、定悸的作用。

方4 适用于停饮而怔忡。

处方:水分△,阴陵泉△,膻中△,巨阙△。

条文例:《伤寒论》第356条:"伤寒厥而心下悸,宜先治水,当服茯苓甘草汤。"

讨论:汪琥说:"厥而心下悸者,明系饮水多,寒饮留于心下,胸中之阳不能四布,故见厥。"因为此也属阳虚之证,所以也用灸法,治疗精神以分利水源为主,兼顾止悸。灸水分、阴陵泉可利尿消水,灸膻中、巨阙可温化胸膈之水气,并可止悸。停饮去,胸下宽释,心阳得宣,悸则停矣。

(2)杂病怔忡方例

方5 适用于痰饮怔忡。

处方:足三里+,丰隆−,中脘△,巨阙△,膏肓△。

主症:怔忡惊悸,喘咳呕吐,下利眩晕,痞膈壅塞,胸胁间辘辘有声,脉弦滑。

讨论:此证乃痰饮引起怔忡,当以化痰为主。《医学纲目》说:"胸中有痰饮,吐逆不食,取巨阙、足三里,又诸痰饮取丰隆、中脘。"此四穴相配是古人治痰饮的基础成方,另配膏肓灸之,也可化痰,兼治喘咳。痰化胸膈开,悸亦自止。若见痰稠而黄,脉滑数,舌苔黄腻,为痰饮郁火而悸,不可用灸,应采用针泻法。

方6 适用于血虚怔忡。

处方:神门−,支正−,间使−,足三里+,膈俞+。

主症:面色苍白,耳鸣眼花,心悸或惊恐,脉细数或细弱。

讨论：血虚怔忡，病程较长，收效也慢，治疗须止悸、益血并重。神门、支正、间使均可止悸、除烦，泻此可泄过盛的火热之气。足三里、膈俞二穴补之可益阴血。若脉细弱，可试用灸法，如灸后怔忡加重应当停灸。

方7 适用于肾亏怔忡。

处方：神门$_-$，太溪$_+$，少海$_+$，曲泽$_+$，肾俞$_+$。

主症：怔忡盗汗、咳血、吐衄，遗精骨蒸，崩漏经闭，颧赤唇红，五心烦热，口干不寐，脉数无力。

讨论：肾亏怔忡，是水亏火旺，故针灸治疗也以滋水降火为主。泻神门即泻心火，兼起止悸作用；补太溪即滋肾水；再取少海是心经合水穴，曲泽是心包经合水穴，补本经水穴，也可制本经之火，同时亦有止悸作用；补肾俞可滋肾水，固精止泄起治本培元的效用。

附：惊和恐的证治

（一）惊

1. 病因　惊病的原因可分内外两种。

王肯堂《证治准绳》说："因触于外事，动其心神，心动而神摇。"这是由外因而动摇心神，发生惊悸的症状。

《素问·至真要大论篇》说："诸病惊骇，皆属于火。"这说明了惊骇也可由火而生，就是内因所成。

综合内外两因，陈无择说："惊因事有所大惊而成，名曰心惊、胆怯，病在心胆二经。"所以惊病的发生不论内因和外因总和心、胆二经有关。在经脉方面，《灵枢·经脉》篇也说："胃足阳明之脉，是动则恶人与火，闻木声则惕然而惊。"是动病时也可发生惊悸。

2. 症状　是因目见异物，耳闻异声，突然心悸，但事过以后，即渐渐平静，这是和怔忡的心跳久而不宁有所不同的。

3. 治疗　以壮心胆、泻相火为主。

4. 处方　阳交$_+$，解溪$_+$，胆俞$_+$，心俞$_+$，内关$_-$。

5. 讨论　阳交、解溪两穴的配合，是古人的经验成方，《百症赋》说："惊悸怔忡，取阳交、解溪勿误。"用来治惊，能补少阳、阳明不足。补胆俞、心俞可益心胆之不足，配内关泻三焦与心包的相火，这都是治本之法。

（二）恐

恐病的原因也可以分内外两方面。

1. 病因　王肯堂说："因惑于外事，内欠其志，志欠则精却。"这是因外事而引起的恐病。又道："热伤其肾，肾伤则精虚，精虚则志不足。"即是引起恐病的内因，总的说来，恐是因肾志不足而成。

在经络方面《灵枢·经脉》篇说：肾足少阴之脉，是动则病，"心如悬，若饥状"，"心惕惕如人将捕之"，也说明恐病可因肾经而起。

2. 症状　《灵枢·本神》说："恐惧者神荡惮而不收。"《灵枢·经脉》篇说："心惕惕如人将捕之。"从这二句引文，就可见其大概。

3. 治疗　以壮肾志、宁心神为主。

4. 处方　大钟$_+$，通里$_+$，腕骨$_+$，郄门$_+$，志室$_+$。

5. 讨论　虽然恐是肾志不足之证，但在症状表现上亦有神荡惮而不收，心神不安的现象，所以取肾经的络穴大钟，补益肾经，取腕骨、通里主客相配，在此方内起益心宁神的作用。郄门亦古人治恐宁神要穴，另配志室以益志固精，此穴又名精宫，顾名思义，即知为肾藏精藏志之所。

怔忡、惊、恐，同属情志病，是互为关联的证候，也可分别单见于临床。一般患怔忡者每见惊恐，而易惊恐者不一定常兼怔忡。惊证责在心、胆；恐证责在肾；怔忡重在养心安神，在治疗上必须做全面考虑。

按：本文是朱氏在上海中医学院第 1 届西学中研究班上的讲稿，说理清楚，言而有据，文赅义深，可以师法，虽仅举 7 例，然细思化裁，则治惊恐怔忡之法，尽在其中矣。

痿证（痿躄）的针灸治疗

"痿"与"萎"义通，也作"瘘"，在很多医籍中常称"痿躄"，其实"躄"者仅是指足不能行走的症状。《史记正义》说："躄，跛也。"吴崑《黄帝内经素问吴注》也说："躄，足不用也。"但是在临床上，痿证绝不是仅有足痿不用，往往同时兼有上肢或下肢不能随意运动，或只有上、下肢痿弱的症状。所以将"痿证"称为"痿躄"不能仅从字义来理解。

古人命名的根据本自《素问·痿论篇》，其文说"肺热叶焦发为痿躄"，又说"五脏因肺热叶焦，发为痿躄"。因为古人观察到，虽然五脏各有其痿，但是总的原因乃是肺热之故，又因为肺热而发生的痿躄多有下肢不用的症状，所以将"痿证"概称为"痿躄"，是从其发病机制立名的。

"痿证"在古代，可能也是一种比较普遍的疾病，所以《素问》对此设有专论。后世医家的论著，皆以《素问》为根据，未有逸出其范围的。但有的医著将其称为"瘫痿"意指痿必兼瘫。本章讨论，仍以《内经》作为主体，分叙于后。

一、症状和病因

《原病集》说："痿乃痿弱无力，不能运动也。"《素问·生气通天论篇》也说："因于湿，首如裹，湿热不攘，大筋绠短，小筋弛长，绠短为拘，弛长为痿。"所以痿证的症状一般是手足软弱无力，关节纵缓不收，不能运动，甚至病肢消瘦，筋肉枯痿。

1. 痿证的脉症　脉多缓而弱，亦有虚细微弱，或浮而大者。尺脉虚弱，缓涩而紧者，病为足痛，或为痿痛。痿躄脉虚者生，紧急疾者死。

2. 痿证的原因　《素问·痿论篇》中除说明是由肺热叶焦引起外，还说"阳明虚，故足不用也"。从《内经》的启示，后代医家如朱丹溪解释说："肺属金性燥居上，而主气畏火者，脾属土性湿居中，而主四肢畏水者也。若嗜欲无节，则水失其养。（肾火）寡于畏而侮其所胜，肺得火邪，而热矣，肺受热邪，则金失所养，木寡于畏而侮其所胜，脾得木邪而伤矣，肺热而不能管摄一身，脾伤则不能运动四肢,而病痿矣。"

后李士材说:"诸痿之症未有不因阳明虚而致者。《灵枢》云:真气所受于天与谷气并而充身者也。《素问》曰:阳明者,五脏六腑之海也,四肢不能秉水谷气,阴道不行,筋骨肌肉无气以生,故不用焉。盖真气者,天之道也,谷气者地之道也,地非天不生,天非地不成,故真气与谷气并而充身也,阳明虚,五脏无所秉受,则不能行气血,濡筋骨利关节,故肢体中随其不得水谷气处,则病痿……"

以上两位医家,清楚地解释了痿证的发病是由肺热阳明虚所成。《病机汇论》也说:"五脏有热,阳盛阴衰,以致血脉干槁,津精涸竭,不能荣养筋脉,渗灌溪谷。故大病年衰,妇人产后,金疮失血过多之后多成此疾。"进一步说明了发病的原因是由于血脉干槁,肢体不得受水谷之气而成。

痿证"内热正虚"的发病机制上面已解释明白,但这些仅是内因,张志聪说"痿从内而合病于外",所以除内因以外,痿证还往往与外因合并而发生。对此,李士材也分析说:"痿乃正气自虚,致成湿热拂郁,懈惰为柔缓之邪,当以不足名之,或者初伤七情,及饮食厚味,中焦郁积,淫气不清,湿热乘虚,为痿者有之。或者初感湿痹郁久成热,气血渐虚,为痿者有之,不可热也。"由此可见痿证的外邪虽以湿热为主,其发病诱因除《病机汇论》指出的大病、年衰、产后、金疮失血过多等以外,还可因内伤七情、厚味伤脾,或久病湿痹而致。另外劳欲伤肾,也往往是痿证的内伤主因。

二、分类

1. 五痿 《素问·痿论篇》根据脏腑学说将痿证分为五种类型,分别依照五脏所主而命名。即所谓"五脏痿",五脏使人病痿。张志聪说:"夫形身之所以能举止动静者,由脏气之煦养于筋脉骨肉也,是以脏病于内则形痿于外矣。"五痿的名类如下。

(1) 痿躄:肺主身之皮毛,故又名皮毛痿。

病机:肺热叶焦,皮毛虚弱急薄,著则生痿躄。

(2) 脉痿:心主身之血脉,故名脉痿。

病机:心气热,则下脉厥而上,上则下脉虚,虚则生脉痿。悲哀太甚,则胞络绝,阳气内动,发则心下崩,数溲血,大经空虚,发为肌痹,传为脉痿。

（3）筋痿：肝主身之筋膜，故名筋痿。

病机：肝气热，则胆泄口苦筋膜干，筋膜干则筋急而挛。思想无穷，所愿不得，意淫于外，入房太甚，则宗筋弛缓，故为筋痿。

（4）肉痿：脾主身之肌肉，故名肉痿。

病机：脾气热，则胃干而渴，肌肉不仁，发为肉痿。有渐于湿，以水为事，若有所留，居处阴湿，肌肉濡渍，痹而不仁，发为肉痿。

（5）骨痿：肾主身之骨髓，故名骨痿。

病机：肾气热，则腰脊不举，骨枯而髓减，发为骨痿。有所远行劳倦，逢大热而渴，渴则阳气内伐，内伐则热舍于肾，肾者水脏也，今水不胜火，则骨枯而髓虚，故足不任身，发为骨痿。

上面所介绍《素问》的"五痿"，虽然名称各异，但是均与肺热叶焦有关。马莳说："夫凡曰痿者，皆有痿躄之义，而唯肺痿名曰痿躄，其余脉、筋、肉、骨皆成此痿。亦不免于痿躄，则知痿躄为病之证，肺气为病之本矣。"由此可见肺热而致的痿躄，可以概括地代表"五痿"。

2. 五痿的鉴别　《素问·痿论篇》说："肺热者，色白而毛败；心热者，色赤而络脉溢；肝热者，色苍而爪枯；脾热者，色黄而肉蠕动；肾热者，色黑而齿槁。"

三、治疗

针灸治疗痿证的方法，《素问》中记载了原则性的治法，就是"治痿独取阳明"和"各补其荥而通其俞"，兹介绍于后。

1. 治痿独取阳明　《素问·痿论篇》说："阳明者，五脏六腑之海，主润宗筋，束骨而利机关也。"《医宗金鉴》说："痿属燥病，故皆因肺热而生也。阳明者，五脏六腑之海，主润宗筋，阳明无病则宗筋润，能束骨而利机关，虽有肺热，不能成痿也。"所以虽然痿因肺热而致，但治疗独重阳明。

2. 各补其荥而通其俞　荥是十二经脉五输穴中的荥穴，俞是输穴，补即致其气，通则行其气。张景岳说："上文云独取阳明，此复云各补其荥而通其俞，盖治痿者当取阳明，又必察其所受之经，而兼治之。如筋痿者，取阳明厥阴之荥俞；脉痿者，取阳明少阴之荥俞；肉痿、骨痿其治皆然。"根据张氏论述，治痿的方法，则是以足阳明胃经的荥穴"内庭"、输穴"陷谷"为主穴，再视病在何经，配合受病经脉的荥、输穴，共同应用，兹将五脏经脉的"荥""输"穴列表于后（表41）。

表 41　五脏经脉的荥穴与输穴

病　名	受病经脉	荥　穴	输　穴
痿躄	手太阴肺经	鱼际	太渊
脉痿	手少阴心经	少府	神门
筋痿	足厥阴肝经	行间	太冲
肉痿	足太阴脾经	大都	太白
骨痿	足少阴肾经	然谷	太溪
诸痿皆取足阳明胃经		内庭	陷谷

其实历代医学家对痿证的治疗，一般多以局部治疗为主，兹将各家治痿成方择要介绍如下。

《灵枢》："足少阳之别，名曰光明，去踝五寸，别走厥阴，下络足跗，实则厥，虚则痿躄，坐不能起，取之所别也。"

《针灸甲乙经》："足缓不收，痿不能行，不能言语，手足痿躄不能行，地仓主之。""痿不相知太白主之。""痿厥，身体不仁，手足偏小，先取京骨后取中封、绝骨（悬钟），皆泻之。""痿厥寒，足腕不收，躄，坐不能起，髀枢脚痛，丘墟主之。""痱痿，臂腕不用，唇吻不收，合谷主之。"

《备急千金要方》："冲阳、三里、仆参、飞扬、复溜、完骨，主足痿失履不收。"

《医学纲目》："脚弱无力，行步艰难，灸太冲、厉兑、补之，又灸风市，又法取太冲五分（忌灸），又取中封五分，三里一寸，两足瘫痪，两腿无力，灸鹤顶七壮。"

《针灸大成》：手腕无力，列缺；足痿不收，复溜；脚弱，委中、足三里、承山；足缓，阳陵泉、冲阳、太冲、丘墟；足不能行，足三里、曲泉、委中、阳辅、三阴交、复溜、冲阳、然谷、申脉、行间、脾俞。

《针灸集成》：臂细无力，肩髃、曲池、列缺、尺泽、支沟、中渚；四肢不收，怠惰嗜卧，脾俞、三阴交、章门、照海、中脘、解溪。

从上面的一些方例中可以看出，历代医家治痿在针灸方面均以局部取穴为主，适当兼顾脾胃。兹举处方三则，以供参考。

方 1：适用于下肢痿证。

取穴：足三里，阳陵泉，曲泉，悬钟，复溜，丘墟，解溪，太冲，中封，三阴交，仆参，阴市，风市，环跳，白环俞，肾俞（轮流使用温针）。

丘墟、阳陵泉、风市、环跳、光明、肾俞，每次针后，轮流加用火罐，每次吸 5～

10 分钟。

方 2：适用于上肢痿证。

取穴：大杼，肩髎，肩髃，尺泽，曲池，合谷，列缺，阳池，中渚，腕骨（轮流使用温针）。

阳池、中渚、曲池、肩髃、大杼每次针后，轮流加用火罐，每次吸 5～10 分钟。

为了加强疗效还可辅以健脾胃的治法，以补益患者的气血，这也就是治痿独重阳明的意思。应用处方如下。

方 3：适用于健脾化湿，补益气血。

取穴：足三里，中脘，脾俞，胃俞（均补）。

针灸对痿证的疗效，一般说来是比较显著的，虽在中医理论上认为本证属于热证，但从临床实际来看，所谓热者仅为初期的现象，及至手足痿弱，肌肉瘦削的症状出现时，已属后遗症。所以治疗上还应以虚证对待，可以使用温针。但若初起而有热象，脉见急数，舌苔黄腻或质绛，不可使用温针，待热去而脉见缓弱者，才可使用。

拔罐疗法，对初病有热者不应施用。痿证是一种慢性疾病，因此在治疗过程中，医者和病人均不可存速效之心。另一方面除治疗外，平时还须注意调养，多休息，戒房事，勿过食伤胃，以重损阳明之气，待肢体运动逐渐恢复，还须加强锻炼，以冀早日康复。

按：本文是朱氏在上海中医学院第 1 届西学中研究班上的讲课稿，对痿证的历史文献介绍比较全面，虽本于古，但不拘古，治疗方案也实事求是，可以师法，特予收辑。

腰痛的针灸治疗

"腰痛"仅是一种症状。《灵枢·刺节真邪》篇说:"腰脊者,身之大关节也。"李梴《医学入门》也说:"腰者,肾之外候,一身所恃以转移开阖者也,诸经贯于肾,络于腰脊。"可见腰脊在人体的部位内属肾脏,外络诸经,冲、任、督、带皆会于腰,是身体转侧运动的枢纽,《内经》称之为"身之大关节",完全是因其重要而命名。所以"腰痛"在诸般病痛中,是一种比较常见而重要的症状。临床应用针灸治疗,效果良好。

一、病因

腰痛的原因,《内经》中早已有较详细的论述,例如《素问·脉要精微论篇》说:"腰者肾之府,转摇不能,肾将惫矣。"《素问·疟论篇》说:"巨阳虚,则腰背头项强痛。"巨阳即指太阳。

此外,《灵枢·经脉》篇还记述了足太阳和足厥阴的是动病,也可以发生腰痛。其文说"膀胱足太阳之脉,是动则病脊痛腰似折","肝足厥阴之脉,是动则病腰痛,不可以俛仰"。《灵枢·经筋》篇也说:"足少阳之筋,其病,病在外者,不能俛,在内者不能仰,故阳病者,腰反折不能俛,阴病者不能仰。"

《素问·刺腰痛篇》更详尽地叙述了六经皆能令人腰痛。《内经》以后,历代医家在此基础上逐步给以发挥充实,《巢氏病源》首先指出:"凡腰痛病有五:一曰少阴,少阴肾也,十月万物阳气伤,是以腰痛。二曰风痹,风寒著腰,是以痛。三曰肾虚,役用伤肾,是以痛。四曰臂腰,坠堕伤腰,是以痛。五曰寝卧湿地,是以痛。"

李中梓《医家必读》继续解释说:"按《内经》言,太阳腰痛者外感六气也,肾经腰痛者,内伤房欲也。假令作强伎巧之官,谨其闭蛰封藏之本,则州都之地,真气布敷,虽六气奇毒,弗能害,惟以欲竭其精,以耗散其真,则肾藏虚伤,膀胱之腑安能独足,于是六气乘虚侵犯太阳,有寒,有湿,有风热,有挫闪,有瘀血,有滞气,有痰积,皆标也,肾虚其本也。"

根据李中梓的论述可知腰痛的病因,是以劳欲伤肾,引起肾亏为本,六淫内伤皆为标。其原因归于外感的可由寒湿、风热而致,属于内伤的有血瘀、气滞、痰饮、劳欲等,加上挫闪、跌仆、举重、劳伤皆能致成腰痛。此外在妇人方面,胎前、产后肾亏邪入,或经瘀、带下也常有腰痛的证候。另外在骨痿时,腰脊痛也是一个主要症状。

二、分类和辨证

腰痛的分类,根据中医学历代的著作,大概可分为两种,其一即是《内经》按经络学说的分类法(表42),其二就是历代医家按病因学说的分类法(表43)。为了介绍时易于了解,将合并症状列表于后。

1. 经络学说分类　　此十五种腰痛,是按《素问·刺腰痛论篇》中所载内容扼要地摘出的,特列表以便查考。

表 42　腰痛经络分类

受病经脉	脉名注解和根据	症　　状	主治穴位	方　　法
足太阳膀胱经		腰痛引项脊尻背如重状	委中	出血,春无见血
足少阳胆经		腰痛,如以针刺,循循然不可以俛仰,不可以顾	成骨	夏无见血
足阳明胃经		腰痛,不可以顾,顾如有见者,善悲	三里	三痏,秋无见血
足少阴肾经		腰痛引脊内廉	复溜	春无见血
足厥阴肝经		腰痛如张弓弩弦	蠡沟	三痏
解脉	王冰注:介脉散行之脉也,足太阳所主	腰痛而引肩,目眈眈然遗溲	郄外廉之横脉(委阳)	出血(血变乃止)
解脉	同前	腰痛如引带,常如折腰状	委中	出血(黑血尽乃止)
同阴之脉	王冰注:为足少阳之脉别入厥阴者	腰痛如小锤居其中,怫然肿	阳辅	三痏
阳维之脉	奇经之一	腰痛,痛上怫然肿	承山	
衡络之脉	王冰注:太阳之外络	腰痛不可以俛仰,仰则恐仆(得之举重伤腰,恶血归之)	委阳、殷门	二痏出血

受病经脉	脉名注解和根据	症　状	主治穴位	方　法
会阴之脉	王冰注：足太阳之中经会于后会者	腰痛痛上漯漯然汗出，汗干令人欲饮，饮已欲走	承筋	视其血络盛者出血
飞扬之脉	马莳注：足太阳之别入少阴者，与阴维为合	腰痛痛上怫怫然，其则悲以恐	筑宾	
昌阳之脉	马莳注：昌阳系足少阴复溜之别名	腰痛引膺，目䀮䀮然，甚则反折，舌卷不能言	复溜	二痏
散脉	王冰注：足太阴之别散而上行者	腰痛而热，热甚生烦，腰下如有横木居其中，甚则遗溲	地机	三痏
肉里之脉	王冰注：足少阳所生，阳维脉气所发	腰痛不可以咳，咳则筋缩急	分肉（阳辅）	二痏

2. 病因学说分类　从表43中可归纳为，腰痛之脉象，一般多为沉弦。朱丹溪曾说："腰痛脉必沉而弦，沉为滞，弦为虚。"参考表43的致病原因也都不出虚和滞的范围。此外古人尚有"臀腰痛"者，就是挫闪伤力之类。《金匮要略》有"名肾着证"者，就是湿腰痛之属。又有食积腰痛者，盖醉饱入房，损精伤脾，湿热乘之，所以也是湿热腰痛，均不另行列类。

表43　腰痛病因分类

病　因		脉　象	症　状		得　病
肾亏	阴虚	数无力	腰脊酸痛，绵绵不休，腿足酸软	便秘尿赤，虚火时炎	劳欲不节，损耗精血
	阳虚	沉细		小便清利，神疲气短	久病年衰
痰饮		滑或沉	痛在一块		痰饮流注经络
气滞		沉弦或伏结	不能久立及远行，若因怒伤肝而致者，卧觉腰痛，晓起则止		忧思伤脾，郁怒伤肝，失志不乐，好逸恶劳
血瘀		沉涩	转则如刺，大便黑或秘结，昼轻夜重		跌仆坠堕或因挫闪

病 因	脉 象	症 状	得 病
挫闪伤力	弦实	腰痛,甚时如带束	举重伤力,带脉受损或挫闪劳伤,筋骨受损
风	浮弦	或左或右,痛连脊背,牵引脚膝,或兼寒热	风伤肾
寒	沉紧	腰冷如冰,痛不能转侧,得热则减	寒伤肾
湿	缓或沉	腰如坐水中,身重不渴,便利,饮食如故,天阴则甚	久居卑湿,雨露浸淫
湿热	急数而弦,沉濡而散	腰痛不得俯仰,遇天阴及久坐便痛	长夏暑湿相搏,或平日膏粱厚味之人

三、治疗

腰痛的针灸治法,在《素问·刺腰痛论篇》中,分为两种,其一就是分辨受病经脉分别论治;其二就是依据不同的症状,对症施治。第 1 种方法已在前节附带介绍,现将第 2 种方法介绍如下。

《素问·刺腰痛论篇》:"腰痛,夹脊而痛,至头几几然,目晾晾欲僵仆,刺足太阳郄中(委中)出血。""腰痛上寒不可顾,刺足阳明(不可顾取足三里,上寒取阴市)。上热刺足太阴(地机),中热而喘,刺足少阴(涌泉、大钟)。大便难,刺足少阴(涌泉),少腹满,刺足厥阴(太冲)。如折,不可俛仰,不可举,刺足太阳(如折,束骨主之;不可俛仰,京骨、昆仑主之;不可举,申脉、仆参主之),引脊内廉,刺足少阴(复溜)。""腰痛引少腹控䏚,不可仰,刺腰尻交者,两踝肿上(下髎),以月生死为痏数,发针立已,左取右,右取左(缪刺)。"

《素问·骨空论篇》:"腰痛不可以转摇,急引阴卵,刺八髎与痛上。"

《内经》后的历代医家,对腰痛的治疗,也都以《内经》为基础,有应用局部取穴的,也有远近结合的,现举成方例如下。

《针灸甲乙经》:"腰痛不可久立俛仰,京门及行间主之。"

《备急千金要方》:"腰俞、膀胱俞、长强、气冲、上髎、下髎、居髎主腰痛。""小肠俞、中膂俞、白环俞主腰脊疝痛。""三里、阴市、阳辅、支沟主腰痛不可顾。""束骨、飞扬、承筋主腰痛如折。""申脉、太冲、阳跷主腰痛不可举。"《医学纲目》:"肾虚腰痛,刺肾俞,又取人中、委中。""气滞腰痛,不可俛仰;取志室,又取行间。""腰挫闪气痛,取尺泽,又取委中、人中、阳陵泉、束骨、昆仑、下髎。""腰强痛,灸命门,二七壮,刺昆仑泻之,灸亦泻。"

《医学入门》:"瘀血腰痛,用三棱针于委中穴出血。""命门主老人肾虚腰痛。"

《针灸大成》:"腰痛,肩井、环跳、阴市、三里、委中、承山、阳辅、昆仑、腰俞、肾俞。""腰脚痛,环跳、风市、阴市、委中、承山、昆仑、申脉。"

上面的各家成方考其内容仍不出《内经》刺腰痛的体系,但目前在临床上一般应用的治疗方法都是以腰脊附近局部穴位为主穴,再按不同原因和兼症,在四肢选取配穴,尤其是下肢的穴位,应用最多。兹将目前治疗腰痛常用的穴位,择要介绍在下。

(1)腰背部15穴:上髎,次髎,中髎,下髎,秩边,中膂俞,小肠俞,膀胱俞,肾俞,志室,命门,三焦俞,大肠俞,悬枢,腰俞。

(2)下肢部22穴:足太阳经:承扶,殷门,委中,承山,飞扬,昆仑,束骨,仆参,申脉。

足少阳经:环跳,居髎,风市,五枢。

足阳明经:气冲,阴市,髀关,三里。

足少阴经:涌泉,大钟。

足厥阴经:蠡沟,阴包,中封,行间。

足太阴经:阴陵泉,地机。

以上37个穴位,可以参考发病部位,按"随变而调气"的原则,远近配穴使用。兹拟常规处方如下:

处方:肾俞₊,上髎₋,次髎₋,委中₋,承山₋。

上面各穴,每日或间日施用温针(委中不可烧针),针后在肾俞或次髎部加用火罐,每次5~10分钟。

讨论:此方乃通治各种腰痛的主方,以益肾通经为治疗精神,补肾俞即是益肾,泻上髎、次髎、委中、承山均为疏泄膀胱经之经气,是去滞行郁之意。补肾益精是治本,泻膀胱之邪是治标。标本兼顾,所以可适应一切腰痛。

治疗时按其不同的病因加减如下。

痰饮:加配中脘、足三里、丰隆(均灸)。

气滞：加配内关、建里、行间（均泻）。

血瘀：加配行间、中髎（泻）、委中（出血）。

肾亏：阳虚，加配命门、关元（灸）、肾俞亦改用灸。阴虚，加配大钟（补）。

因于湿者，应灸，除委中外，另加足三里、三阴交灸之。因于风发热者应针，加外关、合谷解表退热。其他挟寒宜温灸，挟热当用针。均依原方，不必加减，如配合汤药效果更速。

如若腰连腿痛，可以循经加减如下：

腰痛循足太阳经自股后循鱼腹，甚时至跗外侧疼痛，可加秩边^吸、承扶^吸、殷门^吸、昆仑、申脉、束骨（均泻）。

腰痛循足少阳经，自股外侧，循胫外廉，至足跗外疼痛，可加环跳^吸、居髎、风市^吸、阳陵泉^吸、阳辅、丘墟^吸（均泻）。

腰痛引少腹及股内侧，可加气冲^吸、居髎^吸、阴包、下髎（均泻）。

注：有"吸"字记号者，针后加用火罐。

腰痛是一种临床上常见的病证，历代文献中，除了记载症状、病因和治疗外，对死疾也有所记载。

华佗《中藏经》："病疟，腰脊强急，瘛疭者死。""骨绝，腰脊痛，肾中重，不可反侧，足膝后平者五日死。"

《脉经》："腰痛面上忽见红点，人中黑者死。"

《医宗金鉴》："凡患腰痛极甚，而面色忽红忽黑，是为心肾交争难治之症也。"

针灸对腰痛的治疗效果，很为确切可靠，快者一两次即可痊愈，一般说来，也较服汤药为快。由于腰痛本于肾亏，所以除针灸治疗外，病人必须注意节欲，切不可重损已虚的肾脏，这样才可收事半功倍的效果。

按：本文是陆氏在上海中医学院第 1 届西学中研究班上的讲课稿，对腰痛的分类和症状记载较为全面，可以窥见前人对腰痛的认识与治疗的概况，有助于启发思路，指导临床，特予收辑。

目疾的针灸治疗

《原病集》引《内经》说："诸脉者皆属于目,目得血而能视,然五脏六腑精气皆上注于目而为之精,精之窠为眼,骨之精为瞳子,筋之精为黑眼,血之精为络其窠,气之精为白眼,肌肉之精则为约束裹撷,筋骨气血之精而与脉并为系。"

这是古人对眼的认识,并依据五行,配合五脏而成五轮(血、气、肉、风、水),依照八卦配成八廓(天、地、水、火、风、雷、山、泽),对目疾方面,综合三因八纲,五行分五轮的相互关系,立出了七十二症,条理井然,是为中医学眼科学的基础。

一、五轮八廓的概念

五轮就是血轮、气轮、肉轮、风轮、水轮,因为血之精为络,大小眦均为赤色,色赤属心,所以是血轮;气之精为白眼,气属肺,所以白珠是气轮;筋之精为黑眼,肝主筋,在天为风,所以黑眼是风轮;肌肉之精为约束裹撷,约束裹撷就是上下眼睑,因为脾主肌肉,所以上下眼睑属脾,名为肉轮;骨之精为瞳子,骨是属肾,所以瞳子是属肾,肾为水,所以瞳子是水轮。这就是五轮的来源,在眼科临床上应用很广,至于八廓,在临床上应用较少,不若五轮重要,故略而不论。

二、经络与眼目的关系

在十二经与奇经八脉中,太阳脉起于目内眦,少阳脉起于目外眦,阳明脉绕眼下承泣等穴,厥阴脉入脑而交于目系,足少阴肾脉从督脉入脑而通于目系,手少阴脉其支者上挟咽,系目系,任脉之经至下龈复出分行循面系两目,两跷之脉至目内眦与手足太阳、足阳明五脉会于睛明。所以说"诸脉皆属于目",诸经有邪,皆可生目疾。

三、病因综述

陈无择《三因极一病证方论》说"喜怒不节,忧思兼并,以致脏腑气不平,郁而生涎,随气上厥,乘脑之虚,浸淫脉系,阴注于目"(内因),又说"如感冒风寒,不避暑湿，邪中于顶，乘虚循系，以入于脑，侵于目而生目病者"（此为外因），"若嗜欲无节，饮食不时，频食五辛，过啖炙煿，驰骋田猎，冒涉烟尘，劳动外情，皆丧明之具"（此为不内外因）。所以目疾的发生，也不外六淫、七情及饮食劳倦等因素而引起。

四、证治概论

目疾虽有七十二症之多，但本篇非眼科专论，所以不做逐一介绍，归纳来说，依据病的部位及五脏关系，可分作五轮，概括地叙述。在治疗方面，总的来说，仍是按照补虚泻实的总则，用四诊八纲分析病在何脏何经，属虚属实，根据五行生克、经脉循行、子母补泻、表里相合等基本法则来选取穴位。一般方法必取四肢有关经穴，治本清源，再配合眼部附近穴位，以治其表。刺法方面，大多应用远道刺、输刺、直针刺、络刺、巨刺等方法。手法方面，应用迎随补泻、提插补泻等较宜。凡是实证初起都可用泻法，有时也可针刺出血；虚证、久病应用补法，或采用灸法。下面将五轮为病的证治，分段介绍。

1. 血轮为病　大小眦皆红似烂，多生浮翳，血灌瞳神，原因为心火内炽，脉象多见弦数。古人认为大眦（内眦）先赤是实火，小眦（外眦）先赤是虚火，分列于后。

孙思邈《银海精微》说："赤脉传睛之症，起于大眦者心之实也，此心邪之侵肝也，心属火主血，肝属木主筋，筋得血灌引，渐至黑睛，蔓延入瞳神，甚则看物如同隔绢，是三焦相火炎上。"又说："人之患目大眦赤脉传睛，大眦常壅涩，看物不清者何也？答曰：乃心经之实热，况心或因思虑劳神，或饮食太过，致使三焦发热，心火愈炽，故目常赤也。"治之攻少阴心经、厥阴心包经阳火之廓（火廓指大小眦）。

以上一段引文说明了因心火与相火的炽盛，上攻于目，症状是大眦先赤，渐渐侵及全目。治疗方面，当泻心火与相火，因此取穴以心经、小肠经、心包经、三焦经、阴跷脉为主。

处方：大陵_，阳池_，神门_，前谷+，照海+，睛明_。

方义：大陵是手厥阴经原穴，阳池是手三焦经原穴，泻此两穴可去相火；神门是手少阴心经的原穴，泻此以清心火；前谷是手太阳小肠经的荥水穴，小肠与心为表里，补此穴以壮水制火，也是清心火的方法。照海是阴跷脉脉气所发，属肾经水性的经脉,其脉起于内踝,上行至目内眦,至于晴明。《灵枢·热病》说:"目中赤痛从目内眦始,取之阴跷。"故补此穴。马元台说:"取照海补之,补阴则阳退也。"以上五穴为治本清源之法。晴明为足太阳膀胱经脉气所发,又为阴跷脉的终点,所以取此穴,以治其标。

《银海精微》说:"小眦赤脉传睛者,心之虚也。"又说:"火生土,火乃土之母,脾土实,则心火虚矣,治先泻其土之实,后补其心之虚。"所以从小眦开始赤痛的,古人认为是由于脾土实心火虚,治疗以泻土救火为主,取穴重点在心经与小肠两经。

处方:后溪+,神门−,瞳子髎−。

方义:后溪是小肠经俞穴,属木,补此穴,即扶木制土,并可救水生火;神门为心经原穴,属俞土,泻此亦救火之意。取此两穴,乃治本清源之法。瞳子髎属胆经,为胆、小肠、三焦三经之会,刺此可泻心火,为治标之法。

2. **气轮为病** 白晴红肿,有泪生膜,蔓延遮睛,原因为肺经热盛,往往脉见浮数。

《异授眼科七十二问》第 31 问说:"目有白珠多红者,及眵泪沙涩难开何也?答曰:患目之后,多受风寒,而气血不通,九窍闭塞,以致肺气衰弱,心火太旺,故心血欺凌肺金。"又第 14 问说:"目有白膜遮睛者何故? 答曰:肺金克木,风邪在肺,金旺而木衰,故白膜遮睛。"

此两条引文即说明了白珠因肺受邪,又被心火侵凌,所以红肿,肺金邪实克木,所以白膜遮睛,治疗方面,以取心、肺、大肠三经为主。

处方:神门−,太渊−,阳溪−,太阳−,上星−,合谷−。

方义:神门为心经原穴,泻此清心火;阳溪为手阳明之经穴,属火性,泻之即救金;太渊为肺经原穴,泻此以泻肺经邪实。祛邪可以扶正,以上三穴是治本的方法。太阳是经外奇穴,古人经验特效穴,病急时可以放血,上星是督脉经的穴位,配此两穴,以治标泻邪。若不用阳溪也可配合谷泻之,因合谷能祛肺经风热之邪,且为手阳明经之原穴。

3. **肉轮为病** 上下胞肿赤,目睏,外廓生小块(俗名偷针),日久不治,以致烂弦倒睫。原因是脾胃郁热所致,脉多见数。

《银海精微》说:"人之患眼胞睑壅肿如桃者何也? 答曰:此乃脾肺之壅热,邪客于腠理,致上下胞肿如桃。"又说:"俗名偷针者何也? 答曰:阳明胃经之热毒也。"又说："两睑时常赤烂者何也？答曰：大人患此者因脾土蕴积湿热,脾土衰不能化湿,故湿热之气相攻传发于胞睑之间,致使羞明泪出,含在睑胞之内,此泪热毒,以致眼弦赤烂。"

以上三条引文说明上下胞肿赤,偷针烂弦,都是脾胃湿热和风热之故,所以治疗亦取两经为主。

处方：合谷_,足三里_,四白_,阳白_,大小骨空△。

方义：足三里为足阳明胃经之合穴,用此穴可泻胃热,同时脾胃相为表里,所以也可清脾热,取此以治本。四白是足阳明经的穴位,在下睑附近;阳白是足少阳经的穴位,在上睑附近,取此两穴以治标。大小骨空是经外奇穴,若至后期眼睑赤烂时可灸此两穴。合谷是大肠经的原穴,泻此可清风热,在上下胞肿时配用。

4. 风轮为病　有虚实的分别。虚证：目暗头痛,迎风泪出,起坐花黑,脉多细数。实证：赤脉下垂而昏痛,垂帘生翳,痒极难忍,或经年歇发,脉多弦数。下面分别论治。

(1)虚证：《银海精微》说："肝风目暗者,乃肝肾虚劳,肝气不足,血虚故也,不时疼痛,举发无时。"又说："有肾虚水不生木,肝经受风而木动,故迎风而泪出也。"还说："起坐生花者,此症肝血衰,胆、肾二经虚也。"所以肾亏,水不涵木,则眼昏头痛;肝虚受风,则会泪出;血虚肝失所养,因之起坐生花,视物不明,治疗亦有所不同。

处方：① 肾亏水不能涵木,目昏头痛,迎风泪出。曲泉+,太溪+,头临泣+,攒竹+。② 血虚生花,起立则甚,视物不明,而无火旺症状者。肝俞△,足三里△。

方义：① 曲泉是肝经的合穴属水,补此可以壮水(此虚补其母)。太溪是肾经的原穴,补此以滋肾。攒竹是膀胱经穴,头临泣是胆经穴,均在眼旁,是治目不明泪出的效穴,补此以治标。② 肝俞是肝的背俞穴,足三里是胃经合穴,灸此两穴可补阴血,治目生花。

(2)实证：《异授眼科七十二问》第28问说："目有赤脉下垂而昏痛者何也？答曰：是肝家邪风所致,木生火,火乘风邪,故血妄行。"《银海精微》说："人之患眼生翳如珠,垂帘遮睛者何也？答曰：此心火虚炎,肝经风热,上攻入脑中,热毒流下,注于风轮,故眼赤涩泪出,肿痛无时,年久乌睛白红色,故名垂帘翳。"

所以肝经实证虽为本经郁邪所致,但木生火,结果亦必发生心火炎上的症状。治疗方面,以泻火平肝为主,可取肝、胆、心三经。

处方:行间_,神门_,光明_,鱼腰_,风池_。

方义:行间是肝经荥火穴,泻此穴可以去郁火;光明为胆经的络穴,为治目要穴,取此以泻肝胆之火;神门是心经原穴,泻此以清心火,此三穴是治本。鱼腰是古人经验特效穴,取此治垂帘翳膜;风池是胆经的穴位,亦治眼病之要穴,此两穴是治标。

5. 水轮为病　多属虚证。症状:目昏暗,冷泪,视物黑花,如飞蝇堆烟,甚或青膜遮瞳神,久而不治,成为青盲内障,脉多微细。亦有赤痛者,其症限于瞳神部分,脉见细数,此是虚中之实证。

《异授眼科七十二问》第 65 问说:"目昏不痛,日日出暴泪者何也? 答曰:肾阴虚,并心阳亦虚也。"第 11 问说:"目有黑花,如飞蝉蝇者何也? 答曰:肾虚也,肾属水,水若枯,则肾虚。"第 49 问说:"有青膜遮瞳神,视物不明者何也? 答曰:肾虚也。"此三条说明肾亏可以引起目昏无光,暴出冷泪,甚或青膜遮瞳神,治当滋肾水,必要时也可补心火。第 29 问说:"目有赤肿,瞳人痛者何也? 答曰:肾水枯,心火旺,水不能胜火,所以水轮赤痛。"肾水亏也可见实证,但此是虚中之实,而不是邪实,须细细辨别。治疗方面,以滋水降火为重,应取心、肾、胆三经。

处方:① 目昏暗,冷泪,视物发花,青膜遮瞳神。太溪+,风池+,攒竹+,头临泣+,肾俞△,心俞△。② 瞳神赤痛,水亏火旺之证。神门_,太溪+,睛明_,丝竹空_。

方义:① 太溪为肾经原穴,补此以滋水治本;风池是胆经穴,为治眼效穴;攒竹、头临泣可治泪出、目暗,已详前风轮虚证,取此两穴治标。若见阴阳两虚,目昏,泪出,可灸心俞、肾俞,以救心肾之阳。② 神门为心经原穴,泻之清心火;太溪为肾经原穴,补此滋肾水,取此两穴以治本。睛明、丝竹空治目赤,取此治标。

以上所列举五轮为病的证治,是概括的说明,当然不能包括目疾的全部,同时因为五轮学说基于五行,所以在病理上均有相互的关系,不能拘泥孤立地来看,需融会理解,才能灵活运用。

最后,目疾久病之后,精血不足,目光久不易复,应当注意调理脾胃,脾胃健全,可以输精于目,眼光就可早日恢复。现举处方于下。

处方:足三里+,中脘+,脾俞+,胃俞+。

方义:足三里是胃经的合穴,补此穴可调理脾胃虚弱;中脘是胃的募穴,又是六腑的会穴;脾俞、胃俞都是背俞穴,取此四穴,可调理脾胃之不足。

此外尚有内外障、内障为虚证,属肝、肾二经虚损之故,可参考风水两轮的虚证;外障为实证,多属邪热,可参考风轮实证和血、气、肉三轮。

五、禁忌

患目疾后,必须淡饮食、慎起居、节房事、养精神,凡是五荤煎炒、辛辣酒浆、助火之物不可多食,并需戒色欲、养肾水,勿再冒暑迎寒,烟熏沙播,不可重伤七情,并需安静休养。

六、预后

一般来说,少壮易治,老弱难治;病新属实者易治,病久属虚者难治。在证候方面,凡目光青绿、白色的不治,纯黑的不治,睛光少彩的不治,翳障如半月的俱难治。若睛圆不损,不论星多少,翳厚薄悉可治之。对翳和星来说,翳怕光滑,星怕在瞳神,均难治;翳轻薄,星细小的均较易治。

目疾的种类,上面已经说过虽有七十二症之多,但总的归纳一下,其病证的表现,不出五轮范围之内,原因也不外乎由于三因而引起五脏阴阳的不调和,所以治疗也须以扶正、祛邪、调和阴阳、协调抑平五行生克关系为主,若运用适当,效果颇能令人满意。

注:本文为陆氏在上海中医学院第1届西学中研究班上的讲课稿。

头痛的针灸治疗

　　头痛是临床上常见的症状，可出现在许多疾病中。《杂病源流犀烛》曰："头痛，经气逆上，干遏清道，不得运行病也。"古人认为经气失调，上凌清空，头部脉道阻遏，是引起头痛的主要原因。十二经脉上达头部的有手足三阳经脉及足厥阴经脉，《灵枢·经脉》："胃足阳明之脉，起于鼻，交频中，旁约太阳之脉，下循鼻外……循颊车，上耳前，过客主人，循发际，至额颅。""膀胱足太阳之脉，起于目内眦，上额，交巅。其支者，从巅至耳上角。其直者，从巅入络脑，还出别下项。""胆足少阳之脉，起于目锐眦，上抵头角，下耳后。""肝足厥阴之脉，起于大指丛毛之际……连目系，上出额，与督脉会于巅。"说明足阳明胃经循行于头额及面颊部，足太阳膀胱经循行于头巅及枕项部，足少阳胆经循行于头侧部，足厥阴肝经循行于头巅部。依据经脉"表本根结""同名经脉气相通"的理论，按《内经》"上病下治"的取穴方法，笔者在数十年临床实践中，根据头痛所属经络的部位，远道取穴，均取得了较好的效果。

　　在临床上，笔者治疗过许多病人，他们是在服用西药无显著好转而来针灸科治疗，他们均被外院神经科排除了器质性病变，诊断为"血管神经性头痛"。在具体治疗中，依据经络理论，将头痛部位及全身表现的症状，分成四型。

一、分型

1. 少阳头痛

（1）症状：颞颥部或左或右疼痛，多数一侧发病，也有两侧发病的。疼痛剧烈，痛如锥刺、刀割，有搏动感，痛甚时可见双目流泪，眼球酸胀，恶心口苦，咽喉干燥，有时伴呕吐，胸胁胀满。每日可发作多次，疼痛剧烈时，不能进食睡眠。也有隔日发病，或数日发病，或数月发病的，每次发作数小时或数日。

（2）病机：肝胆火旺，循少阳上扰清空而致头痛。

（3）治则：清泄少阳，宣络止痛。

（4）取穴：侠溪双，足临泣双，三阴交双，支沟双。

2. 太阳头痛

（1）症状：后枕部疼痛为主，痛连项背。有项强鼻塞或鼻流清涕，流泪，怕风，咳嗽，或有低热等。

（2）病机：风邪袭表，太阳受之，阻遏经气，故后枕疼痛而连项背。

（3）治则：疏风解表，和营通络。

（4）取穴：束骨_双，京骨_双，外关_双，大椎。

3. 阳明头痛

（1）症状：前额部疼痛，下连面颊。疼痛剧烈时伴有牙痛，并可见胃脘闷胀，食欲减退，恶心烦躁，口渴喜饮，大便秘结，小便热赤等。

（2）病机：湿滞中焦，化热上攻。

（3）治则：清热利湿，和胃通络。

（4）取穴：内庭_双，陷谷_双，足三里_双，合谷_双。

4. 厥阴头痛

（1）症状：头巅部疼痛如劈，还可见烦躁口苦，两颧潮红，恶心欲吐，四肢觉冷等。

（2）病机：肝阳上亢，清空受扰。

（3）治则：平肝潜阳，和胃通络。

（4）取穴：行间_双，太冲_双，足三里_双，复溜_双。

二、手法及留针时间

提插结合捻转，以得气为度，留针 20～30 分钟，疼痛剧烈时可留针 1 小时。在留针期间，隔 10～15 分钟运针一次。一般针治 3～5 次获效，病情轻、发病时间短的，有的针治一次即可好转，病情重、发病时间长的，则需 1～2 个疗程。

三、体会

（1）笔者在临床上治疗血管神经性头痛，一般以上病下取，分经取穴和辨证取穴相结合为治疗原则，多能获得较满意的效果。因此，在针灸治疗中，必须以经络理论做指导，如果失去经络理论的指导，实践中就会迷失方向，缺乏理论依据，在千变万化的病例面前，必然不知所措。

（2）《灵枢·邪气脏腑病形》曰"荥输治外经"，在治疗头痛中，观察到往往在头痛所属经脉的荥穴和输穴有压痛，取穴也是以该经脉的荥穴和输穴为主，其他穴位，随症加减而奏效。

（3）取穴正确，必须在得气的基础上留针，才能达到通调经气、活血和营、通则不痛的目的。

按：本文是朱氏于1982年4月在美国纽约市针灸学会做学术讲座的手稿，有临床指导意义，在此全文收录。

肿胀的针灸治疗

一、肿病

在《素问·汤液醪醴论篇》中指出了肿病的治疗原则有"开鬼门""洁净府""去菀陈莝"。《金匮要略·水气病脉证并治》也指出了"腰以下肿当利小便,腰以上肿当发其汗"的治法。后来明代朱丹溪则发展古代的法则说"身有热者水气在表,可汗;身无热者水气在里,可下。其间通利小便、顺气、和脾,俱不可缓耳"。这就是目前方药治疗水肿的一般方法。针灸治疗,也和方药治疗一样,以利水和中为基础,更因为肿病属脾、胃、肺、肾之病,所以取穴重在此四经。《素问·水热穴论篇》提出了水俞 57 穴,也都属于肾、膀胱、督脉和胃四经,列表介绍如下(表 44)。

表 44　水俞 57 穴

穴　名	经　脉	部　　位	针　　灸
脊中	督脉	第 11 椎下	针 5 分,禁灸
悬枢	督脉	第 13 椎下	针 3 分,灸 3 壮
命门	督脉	第 14 椎下	针 5 分,灸 3 壮
腰俞	督脉	第 21 椎下	针 3 分,灸 5 壮
长强	督脉	脊骶骨端	针 3 分,灸 3 壮
大肠俞	膀胱经	第 16 椎下两旁去脊 1 寸 5 分	针 3 分,灸 3 壮
小肠俞	膀胱经	第 18 椎下两旁去脊 1 寸 5 分	针 3 分,灸 3 壮
膀胱俞	膀胱经	第 19 椎下两旁去脊 1 寸 5 分	针 3 分,灸 3 壮
中膂俞	膀胱经	第 20 椎下两旁去脊 1 寸 5 分	针 3 分,灸 3 壮
白环俞	膀胱经	第 21 椎下两旁去脊 1 寸 5 分	针 8 分,禁灸
胃仓	膀胱经	第 12 椎下两旁去脊各 3 寸	针 5 分,灸 3 壮
肓门	膀胱经	第 13 椎下两旁去脊各 3 寸	针 5 分,灸 3 壮
志室	膀胱经	第 14 椎下两旁去脊各 3 寸	针 5 分,灸 3 壮
胞肓	膀胱经	第 19 椎下两旁去脊各 3 寸	针 5 分,灸 3 壮
秩边	膀胱经	第 20 椎下两旁去脊各 3 寸	针 5 分,灸 3 壮

穴　名	经　脉	部　　　位	针　　灸
中注	肾经冲脉之会	肓俞下1寸(肓俞脐旁5分)	针1寸,灸5壮
四满	肾经冲脉之会	中注下1寸,去中行5分	针1寸,灸5壮
气穴	肾经冲脉之会	四满下1寸,去中行5分	针1寸,灸5壮
大赫	肾经冲脉之会	气穴下1寸,去中行各5分	针1寸,灸5壮
横骨	肾经冲脉之会	大赫下1寸,去中行各5分	针1寸,灸5壮
外陵	胃经	天枢下1寸,去中行各2寸	针8分,灸5壮
大巨	胃经	外陵下1寸,去中行各2寸	针8分,灸5壮
水道	胃经	大巨下1寸,去中行各2寸	针2寸5分,灸5壮
归来	胃经	水道下1寸,去中行各2寸	针8分,灸5壮
气冲	胃经(冲脉所起)	归来下1寸,去中行各2寸	针3分,灸3壮
大钟	肾经之络	足跟后冲中	针2分,灸3壮
复溜	肾经经金穴	足内踝上2寸,交信穴前	针3分,灸5壮
阴谷	肾经合水	膝内辅骨后	针4分,灸3壮
照海	肾经阴跷脉所生	足内踝下5分	针4分,灸3壮
交信	肾经阴跷之郄	足内踝上2寸,复溜穴后	针4分,灸3壮
筑宾	肾经阴维之郄	内踝上腨分中	针3分,灸5壮

表1中督脉计5穴,膀胱经左右各20穴,肾经左右各20穴,胃经左右各10穴,共计为57穴。在临床应用上当然不能一次全采用,可以轮流应用,一般腹部与背部各采用若干穴,另配足上肾经的穴位,共同使用,这样可以加强疗效。

由于古人文献对针灸治疗的记载多不全面,在此只能将有记载的择要列后。

(1)《针灸甲乙经》:风水膝肿,巨虚上廉主之。风水面胕肿、颜黑,解溪主之。风水面胕肿,冲阳主之。水肿水气行皮中,阴交主之。水肿水气行皮中,石门主之。

(2)《中藏经》:胞中水肿根在心,水赤,针心俞、巨阙、气海。腹中水肿从脾起,水黄,针脾俞、胃脘、水分。肺喘水肿从胸起,水白,针肺俞、肝募(期门)。小肠水肿从脐肿起,针气海。

(3)《备急千金要方》:小腹满石水,关元主之。大腹石水,四满、然谷主之。

下面再举两张临床上一般应用的处方,以供参考。

适应证:阴水。

处方:中脘,水分,气海,肾俞,足三里,阴陵泉,复溜(均灸法)。

方义:阴水病属虚寒,所以应用灸法。灸中脘可以温运中州,帮助脾土起运化的作用；加配阴陵泉、足三里可以补土健脾，并起利尿消水之功。灸肾俞以温补寒水之脏而利水气。其他水分、气海、复溜都是利水治肿的要穴。本方的配伍，是以古人成方为基础组合而成的。

适应证：阳水。

处方：肾俞，小肠俞，复溜，阴陵泉，足三里，列缺（均用泻法）。

方义：阳水症见发热而渴，二便闭结，属实热证。不能用灸，应改用针法，治疗原则以利尿、发汗为主。肾俞、小肠俞泻之以消水利尿；复溜为治肿专穴；阴陵泉、足三里也有利尿作用；列缺是肺经的络穴，配此穴可以消四肢水肿并解表。

以上两方，若颜面肿者可加刺水沟（人中）。《类经图翼》说："水气肿病，但针此穴，徐徐出之，以泄水气。"所以应摇大其孔，放出黄水，效果很好。

二、胀病

胀病的针灸治疗，《灵枢·胀论》仅提出了"三里而泻，近者一下，远者三下，无问虚实，工在疾泻"的原则。《灵枢·九针十二原》则提出"胀取三阳"的法则。后来皇甫谧在《针灸甲乙经》中，补充了五脏六腑的胀病治法，即心胀，心俞主之，亦取列缺；肺胀，肺俞主之，亦取太渊；肝胀，肝俞主之，亦取太冲；肾胀，肾俞主之，亦取太溪；脾胀，脾俞主之，亦取太白；胃胀，中脘主之，亦取章门；大肠胀，天枢主之；小肠胀，中髎主之；膀胱胀，曲骨主之；三焦胀，石门主之；胆胀，阳陵泉主之。"五脏六腑之胀，皆取三里"，即谓针刺上述穴位之后，再刺足三里。

此外，医籍文献中亦有散载者，如《外台秘要》：鼓胀之状，腹身皆大，于脐上下左右各刺二寸二分，于中脘三寸。肤胀之状，空而不坚，腹身尽肿，按之陷而不起，取太白、公孙、复溜、悬钟、三里、水分。腹胀取水分二寸半，及气海、三里、三阴交、水沟。腹胀并两足有水，刺内庭五分泻之，灸临泣三壮泻之，用香油抹穴可出一身之水。单蛊胀气喘取商曲，针入二寸半，灸五十壮，或于水分、三里、行间、内庭、石关、气海各灸二七壮。《景岳全书》：脾俞治胀，随年壮灸之。肝俞治胀，灸百壮。神阙主水肿鼓胀肠鸣如水之声，极效。

这里提出治胀处方3张，以供参考。

（1）适应证：食鼓。

处方：天枢，上脘，中脘，下脘，内庭（均用泻法）。

方义：食鼓以消食为主，所以取天枢以清肠中积垢；上脘、中脘、下脘可消胃中积食;内庭属胃经,泻此也可消积。

(2)适应证:气鼓。

处方:建里,气海,膻中,内庭,足三里(均用灸法)。

方义:此病是七情郁结,久而成鼓,所以也是虚证,应用灸法,治疗以解郁疏气为主。建里灸之可以温化中焦郁气,通调上下,配内庭是古人的成方;足三里可治气鼓,疏解足阳明之郁气;气海、膻中统治一切气病。

(3)适应证:血鼓。

处方:天枢,石关,四满,血海或然谷(均用泻法)。

方义:血鼓因瘀血停积,所以治疗应祛瘀为主。天枢、石关、四满皆能治腹中之恶血。若妇人血瘀成鼓,配血海;若跌仆血瘀,配然谷。

对于胀病的针灸治疗,古人记载不多,很多的类型是有症无方。虽然针灸对肿胀能收一定的效果,但需要和方药配合,以收相辅相成的作用。单用针灸则非其宜。

注:本文据陆氏在上海中医学院第 1 届西学中研究班上讲课稿加以节录。

对麻风病的认识和治疗

麻风,俗名大麻风,或癞病、大风疮,《内经》中称为"疠风"。历代文献也都有记述,均认为是一种难治的痼疾。唐代医家孙思邈在《备急千金要方》中曾说:"余尝手疗六百余人,瘥者十分有一……此疾一得,远者不过十年皆死,近者五六岁而亡。"足见此疾是一种十分严重的疾病。兹就本人学习中的体会结合个人经验,简要介绍如下。

一、病因

《素问·风论篇》中首先记载说:"风气与太阳俱入,行诸脉俞,散于分肉之间,与卫气相干,其道不利,故使肌肉愤膜而有疡,卫气有所凝而不行,故其肉有不仁也。""疠者,有荣气热腐,其气不清,故使鼻柱坏而色败,皮肤疡溃,风寒客于脉而不去,名曰疠风。"这就是说,风气从足太阳经而侵入,自背而下,经五脏六腑在足太阳经的背俞穴,而行于诸经经脉,散入于分肉之间,邪气和卫气相遇而搏击,搏击则卫气留而不行,风邪壅聚,其道不利,所以使肌肉愤然膜胀,而成疠疡。卫气凝泣而不行,分肉腠理无气以温养,所以皮肉麻木不仁。若风寒客于血脉,留而不去,郁久化热,热胜则化血腐肉,所以皮肤溃疡,鼻柱败坏,五官堕废,指肢脱落,以至死亡。

后代医家对麻风病因有了更多认识,如明代李梴认为:① 因风毒,或汗出解衣入水,或酒后当风。② 因湿毒,或坐卧湿地,或冒雨露。③ 因传染(见《医学入门》)。这是对麻风发病外因的论述。此外,李梴还说:"内伤饮食,热毒过甚,大寒大热,房劳秽污,以致火动血热,外感风寒而发。"这是内外相兼的病因论述。本人认为,麻风之成,在外必是中了天地间杀厉之气,就是所谓风毒,或者中了湿毒、瘴疠之气。由于我国南方地气潮湿郁厉,所以我国两广、云贵等地麻风患者最多。另外传染也是一个重要的外来因素。

外因的侵入,往往在人体谨避不善的情况下,如新沐、酒后、汗出之际,腠理开疏之时,或者露天宿夜,当卫气夜行于阴,不司卫外作用之时,则风毒就容易乘机侵入。或者坐卧湿地,湿毒得以入侵皮毛,转入荣卫。总的来说,外邪之入侵必在人体正虚之时。

不仅如此,麻风之成,往往还兼有热邪,没有热邪,肌肤何至腐败,鼻柱何至塌陷?化热的原因不外两种:① 风湿邪毒,郁于经络,久而不泻,积而化热。② 过食炙煿,内伤饮食则生胃火;气郁则生肺火;暴怒则生肝火;忧思则生心火;房劳则生肾火,内火炽盛,火动血热,挟风而为风火,挟湿则为湿热,熏腐肌肤,疠风之症,由此而成。

二、症状

有关疠风病症状的记载,隋代巢元方《诸病源候论》中论述较详,有三十六种风病和七十二症的类别,临床所见,初起身上虚痒,或起白屑、紫云,如癜风然,或发紫泡疙瘩流脓。皮死麻木不仁,脉死血溃成脓,肉死割切不痛,筋死手足缓纵,骨死鼻梁崩塌,或则眉落眼昏,唇翻声哑,甚至蚀伤眼目,腐烂玉茎,挛拳肢体,以至于死。本病依不同症状的表现,可分如下类型。

(1)大麻风:是疠风各症的总称,初起时面生白屑,有疙瘩,渐渐发疮,上下遍身,最为恶疾。

(2)紫云风:属心经受病。初起如波斯桔样,日久其形如霞如云,非癣非疥,时作痒痛,久则高肿,渐作麻木。

(3)白练风:属肺经受病。初起如花癣样,旋发疮,皮肤落。

(4)鸡皮风:初起如鸡皮样,肤发麻木,周身骨髓热极,恶风发痒。

(5)雁爪风:形如雁爪成片,或散或聚,春秋发作,日久血不贯通,指节脱落,亦属肺经。

(6)鹅口风:阳明经病。初起时口生热疮,如雪口疳状,久之诸阳热毒涌聚于面,仍入大肠,血热成疯。

(7)热麻风:初起皮肤风痒,久则遍身发癞,如火丹样,痛痒难忍。

(8)冷麻风:初起除面身肢体发冷麻外,或形如云片,或细点如疹,经常麻木不仁,见风则痒。

(9)紫癜风:面身忽发紫色,如橘皮样,或起麻痹,针刺不痛,内有恶血,后成疠风。

(10)傀儡风:起块如梅核,色红或白,因内有虚热,毒蒸皮肤所致,日久作溃。

（11）云片风：初起如云片，麻木不仁，色盛低陷者，内受风寒所致。

（12）印连风：初起面色发云片，血红如火丹色，肌肤烙热，肠胃蕴热，肝血受病，久成疬风。

以上诸类型，都是由于疬风所入脏腑不同而致。此外，古代文献中还有：自上而下者为顺风，气分之病；自下而上者为逆风，血分之病；上下同病者，气血同病，病多险恶的认识，并可作为临床辨证的参考。

三、治疗

治疗疬风，《素问·长刺节论篇》中指出："病大风，骨节重，须眉堕，名曰大风，刺其肌肉，故汗出百日，刺骨髓，汗出百日，凡二百日须眉生而止针。"《灵枢·四时气》中也有"疬风者，素刺其肿上，已刺，以锐针针其处，按出其恶气，肿尽乃止"。

明代薛己医案中曾指出："疬疡当知有变有类之不同，而治法有汗、有下、有砭刺、有攻补之不一。盖兼证当审轻重，变证当察先后，类证当详真伪，而汗下砭刺攻补之法，又当量其人之虚实，究其病之源委而施治之，盖虚者形气虚，实者病气实而形气虚也。"所以治疗大法，可以说不外一汗、二刺、三下。当然由于兼证、变证、类证的不同，还应兼用清法、和法、补法等。兹结合本人经验，简述如下。

1. 治疗大法

（1）由于疬风之成，有为风毒而成，风毒入内，闭塞玄府，邪无从出，留于血络之间，郁而化热，焦骨伤筋，腐肌坏肉，皆因邪气郁久之故，所以首当汗以解之。《内经》所说"汗出百日"，意指可以不止一次发汗。发汗之法，一般多以辛温之剂为多，但治疬风，由于其兼热邪，所以不能应用温燥之品，当然也可用辛凉之药，这是汗法的要旨。

（2）湿热郁于肠胃，患在脏腑，当用下法。若风湿不去，蒸蒸发热、肌体黑紫，精血消烁，驱之当从大便，然后渐渐调养，使胃气充畅，则病体才有转机。

（3）邪气入客，荣卫留止，正邪相搏于络脉之中，留而不泻，发为傀儡，所以必须用砭刺之法，泻去恶血邪毒，恶血既去，邪毒随散，病亦可治。

2. 常用方例

（1）发汗用方：浮萍丸：取紫背浮萍，隔帘晒干，烧灰淋汁，熬成霜，每两加朱砂、皂矾各八钱（24 克），共研拌匀，入瓦罐内封固，文武火煨三炷香时，冷后取出，细研为丸备用，每次五分（1.5 克），数日一服。

（2）泻下用方：方应丸：锦大黄四两半（13.5 克），酒蒸，大皂角四两半煨热去弦筋，捣为丸，每服一钱（3 克），空心开水送下。

（3）祛风杀虫用方：润肌搜风丸：苦参（酒浸）、五加皮（酒浸）、胡麻各一斤（500 克），白蒺藜、防风、荆芥、独活、海风藤、白芷、薄荷、升麻（炒）各二两（100 克），川芎、当归、苍术、僵蚕、蔓荆子各一两（50 克），羌活、连翘、蝉蜕、甘草节、木瓜各五钱（15 克），朱砂三钱（9 克），雄黄、血竭各五钱（15 克）。上药研末，炼蜜为丸，早、晚各服三钱（9 克），开水送下。可结合浮萍丸同服。

蕲蛇丸：蕲蛇、全蝎、胡麻、皂角、防风、荆芥、羌活、白芷、当归、川芎、僵蚕、穿山甲、益母草、枫子霜，各等分，共研末，炼蜜为丸，每服三钱（9 克），早、晚温开水送下。

换肌驱风丸：蕲蛇（酒浸一宿，去鳞骨）、苦参（酒浸）、大枫子（去油、壳）、防风、川芎、白芷、羌活、荆芥各二两（100 克）。上药共研为末，红米饭捣和为丸，如桐子大，早、晚各服一钱（3 克），开水送下，数日后服二钱（6 克），渐加至三钱（9 克），服药数日后用洗风汤一次，次日自晨至午不得进餐，得饥甚，用炒糖三两（9 克），拌饭食之。

（4）外用方：洗方——洗风汤：天麻叶、栀子、地肤子、桃树皮、槐树头、木楞藤、青柳枝、臭梧桐、十大功劳叶各一斤（500 克）。煎汤洗至汗出，一月 3 次。

搽药：水银、雷丸、樟脑、青盐、银朱、宫粉、密陀僧、当归、铜青、轻粉各二钱（6 克），枯矾二两（100 克），枫子肉四两（200 克），土槿皮一斤（500 克），水十二碗，浓煎汁一碗，加姜汁一盅，调擦患处，或制成油膏擦患处。

松脂丹：嫩松脂三斤（1 500 克），以松毛衬甑，铺松香在上，滚汤蒸至松香烊化于锅中，取投冷水，如此三次，为末备用，宜于止痒。

（5）常用砭刺穴：八邪穴。身八邪：肩井双，风门双，肺俞双，曲泽双。面八邪：大都双，上都双，中都双，下都双。足八邪：八风。

冲阳、委中、龈交均泻，后两者刺出血。

疙瘩、麻木处用小儿针叩刺出血，每日 1 次。

（6）注意事项：麻风初起时，当先用汗法，若从下上者，或病势凶急者，兼用下法，至隔日施用针刺法，内服润肌搜风丸，或蕲蛇丸，身痒者，可用松脂丹擦敷。

若病势已成，则须用换肌驱风丸或蕲蛇丸，并用大麻风擦药外敷，并用洗风汤沐洗。若已破溃者，局部不宜砭刺。

若病势渐退则须兼用清补之剂，养血培元，以巩固疗效。

此外，对麻风病病人，还须进行隔离，并须忌滋腻炙煿助火之物，戒色欲、远人事、清心寡欲、慎避风寒，这样治疗才能收功。

按：本文系陆氏讲课材料，精简实用，可法可则，特予选辑。然麻风之症究系难治之疾，临证运用还需化裁。并需持有恒心，而忌急切求功，见异思迁。可与《陆瘦燕朱汝功针灸医案》中所载验例互参。

陆瘦燕、朱汝功对针灸运用
辨证论治与切诊方法的论述

陆瘦燕、朱汝功据《素问·移精变气论篇》"毒药治其内,针石治其外"的提示指出：由于内治、外治在方法上的差异,因此针灸治病的辨证论治程序与切诊运用的方法也会有所不同。并撰写发表了《切诊在针灸临床上的运用》(《上海中医药杂志》1964年1月)和《论针灸的辨证论治程序及处方配穴原则》(《上海中医药杂志》1958年12月)等文,现综述如下。

一、针灸临床运用辨证论治的特点

治病必须先明确诊断,才能决定治疗方针,两者运用正确,才能收到桴鼓相应的疗效。他们认为针灸在临床辨证上与其他各科疾病无区别,也是应用四诊,采集病史,追查疾病的三因,然后根据脏腑、经络、营卫气血等中医理论,综合研究分析其病理病机,辨明其八纲属性和标本缓急关系,才能正确论治,决定处方配穴,当补当泻等施治方针。并特别指出,辨"是动病"和"所生病"对针灸治疗特别重要,因为这些证候群是古人通过实践总结出来的,我们可以对照证候,直接诊断出病变的经络。

对四诊的运用,陆、朱氏特别重视切诊,认为针灸临床上的应用应包括切脉、按触皮部和经脉腧穴等。在论治方面,由于针灸治病是用针或灸的方法作用于腧穴,通过经络"内连腑脏,外络肢节"的关系,从而发挥调经脉、通气血、温阳起陷、补虚泻实等作用,因此,针灸临床辨证论治具有明显的特点。

二、切诊在针灸临床中的运用

1. **切脉** 陆、朱氏指出,《灵枢·九针十二原》记载："凡将用针,必先诊脉。"《内经》中所称的脉诊有人迎、寸(气)口、三部九候等法,均已在《陆瘦燕朱汝功论经络》中详细介绍。但还有湮而不彰者,如肾间动气、虚里之脉、冲阳脉、太溪脉、额厌脉、太冲脉等。他们认为：

肾间动气：位于脐下丹田处，是"五脏六腑之本，十二经脉之根，呼吸之门，三焦之原。"也就是人体原气生发之处。一个正常人，阴阳协调，原气潜藏，其处动脉应徐缓而不现急躁，如元阴不足，阳气偏亢，动必应手而弦，严重时动而结代，说明阳气已衰，病多垂危。

虚里之脉：位在左乳下，是宗气的根本，应动而不紧，缓而不急。如果动微则为不足，是宗气内虚之候，反之若动而应衣，则为太过，是宗气泄越之象，久之必生巨变。

冲阳、太溪脉：分主胃、肾二经，土为万物之母，水为天一之元。冲阳、太溪二脉是候人脾、肾二脏气机盛衰的主要脉候，特别在比较严重的病人，诊察此二脉，对判断预后很有帮助。

额厌、太冲脉：额厌脉在曲周颞颥上廉，属足少阳，以候清空；太冲脉在足大趾本节后一寸处歧骨间，属足厥阴，以候肝气。凡肝阳上逆者，额厌脉常甚于寸口、太冲脉；若气血不足，中气虚陷者，额厌脉与寸口、太冲脉多同见微弱。

陆、朱氏诊脉时还常注意上下、左右的偏胜现象。认为上实下虚者，寸口脉常大于冲阳、太溪脉；下实上虚者，寸口脉常小于冲阳、太溪脉；脉现左右侧偏胜者，多为左右气血偏胜的病人，中风病人多有此现象。

2．触察皮部　他们认为皮部有传递病邪的作用，所以触诊皮部的寒热润燥对诊断疾病也有帮助。如湿润灼热者多为外感风热之证；湿而寒冷者，多见于大汗、盗汗、绝汗之病人；干燥而灼手者，多为壮热病人；粗糙如鳞片者常见于秋燥或津液干枯之时。

3．切按经脉、腧穴　其他如按切有关经脉的背俞穴、夹脊穴、募穴、原穴、下合穴对诊断脏腑疾病常有帮助，也比较重要。

三、针灸治病的原则

陆、朱氏认为，针灸治病的原则是遵循经典并加以发挥。其基本法则是"盛则泻之，虚则补之，寒则留之，陷下则灸之，不盛不虚以经取之"及"菀陈则除之"。但在临床上所见的病往往是虚实夹杂的，故常用阴中隐阳和阳中隐阴等针刺手法。此外，遇到正气大虚的病人，虽有邪实，也应先用补法扶正以蠲邪。对针灸治病的原则做如下概括（表45、表46）。

表 45　针灸治病基本原则

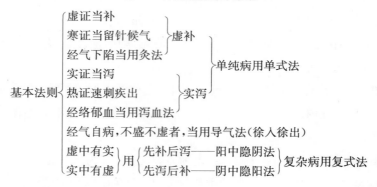

表 46　针灸治病八纲辨证原则

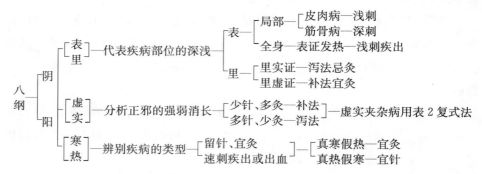

四、针灸处方配穴的方法

陆、朱氏处方配穴的基本原则是以局部和邻近病所腧穴为主穴,以经络循行所到处四肢腧穴做配穴,常用的配穴方法如下。

1. 俞募相配法　除了可治脏腑本身的疾病外,还可以治疗和脏腑相关的病(表47)。

表 47　俞穴与募穴相配表

脏腑	心	肝	脾	肺	肾	心包	小肠	胆	大肠	胃	膀胱	三焦
俞穴	心俞	肝俞	脾俞	肺俞	肾俞	厥阴俞	小肠俞	胆俞	大肠俞	胃肠	膀胱俞	三焦俞
募穴	巨阙	期门	章门	中府	京门	膻中	关元	日月	天枢	中脘	中极	石门

2. 表里相配法　当一经有病,取与之相表里的经脉同治,往往可以加强疗效,尤以主客原络法较为常用(表48)。

表48　十二经主客原络相配表

主	主经	肺经	大肠经	胃经	脾经	心经	小肠经	膀胱经	肾经	心包经	三焦经	胆经	肝经
	原	太渊	合谷	冲阳	太白	神门	腕骨	京骨	太溪	大陵	阳池	丘墟	太冲
客	络	偏历	列缺	公孙	丰隆	支正	通里	大钟	飞扬	外关	内关	蠡沟	光明
	客经	大肠经	肺经	脾经	胃经	小肠经	心经	肾经	膀胱经	三焦经	心包经	肝经	胆经

3. **刚柔相配法**　将十二经和十天干相结合,把十天干分成五组,隔五相合,即甲与己合、乙与庚合、丙与辛合、丁与壬合、戊与癸合。这种关系就是夫妻刚柔相配法。如果以经脉的关系来组合(表49),进一步联系腧穴,则表里经或夫妻经同名的五输穴,可以配合同用。这种配穴方法本自金元医家张璧(云岐子)的经验,称为"对刺"。其组合见表49。

表49　脏腑夫妻相配表

	甲	丙	戊	庚	壬
阳干—刚—夫	足少阳胆	手太阳小肠	足阳明胃	手阳明大肠	足太阳膀胱、手少阳三焦
	己	辛	癸	乙	丁
阴干—柔—妻	足太阴脾	手太阴肺	足少阴肾、手厥阴心包	足厥阴肝	手少阴心
阳经—夫—刚	庚金	壬水	甲木	丙火	戊土
五输穴	井	荥	输	经	合
阴经—妻—柔	乙木	丁火	己土	辛金	癸水

陆、朱氏在治疗膝关节病时,常选用膝眼、阴阳陵泉、足三里等穴,其中阳陵泉属胆经,阴陵泉属脾经,若就经脉来说,则是夫妻经相配(甲乙合用),若就腧穴来说,则是夫妻穴合用(戊癸合用),这是夫妻经、夫妻穴相配的例子,表里经夫妻穴的配用,可以类推。

4. **子母配穴法**　取用四肢肘膝以下的十二经五输穴,按《难经·六十九难》"虚则补其母,实则泻其子"为原则,例如,在木实的情况下,火得木之余气,亦必因之而实,火实克金,金受火克而虚,则木无所制而更实,造成病理上的恶性循环,辗转不已,不能平衡。这种病理传变在临床上常可见到:肝郁病人,往往主诉有烦心(心火旺)、叹息、干咳(火凌金)等症状,治用泻子之法,即泻火,取本经火穴行间,也可取子经火穴劳宫泻之,火受治而衰,则不凌金,金无所畏则坚能克木,木受金制,则不能实矣,从而产生治疗效果。在木虚的情况下,木不制土,土实胜水,故肾水必亏,母不生子,则肝木益虚,治用补母之法,取母经水穴阴谷及本经水穴曲泉补之,肾水得补,水能生木,肝虚得治也。同时,木不虚则土受制而无犯于水,水木相生,五行得以恢复平衡(具体运用见表50)。

表 50　十二经子母配穴一览表

穴 名　　　　补 泻 经 名	虚 补 其 母		实 泻 其 子	
	本 经 母 穴	母 经 母 穴	本 经 子 穴	子 经 子 穴
肺(金)	补土 太渊	太白	泻水 尺泽	阴谷
大肠(金)	补土 曲池	足三里	泻水 二间	通谷
小肠(火)	补木 后溪	足临泣	泻土 小海	足三里
心(火)	补木 少冲	大敦	泻土 神门	太白
肾(水)	补金 复溜	经渠	泻木 涌泉	大敦
膀胱(水)	补金 至阴	商阳	泻木 束骨	足临泣
脾(土)	补火 大都	少府	泻金 商丘	经渠
胃(土)	补火 解溪	阳谷	泻金 厉兑	商阳
肝(木)	补水 曲泉	阴谷	泻火 行间	少府
胆(木)	补水 侠溪	通谷	泻火 阳辅	阳谷

穴名　　补泻 经名	虚补其母		实泻其子	
	本经 母穴	母经 母穴	本经 子穴	子经 子穴
心包(相火)	补木		泻土	
	中冲	大敦	大陵	太白
三焦(相火)	补木		泻土	
	中渚	足临泣	天井	足三里

5. 泻南补北配穴法　是针对东方实、西方虚的病理变化而提出的,东方实即木实,西方虚即金虚,泻南即泻火,补北即补水。在木实金虚的病理机转下,木实生火,火实克金是必然的,所以治疗上必须泻火救金以制肝木,实际上这也是实泻其子之法。但金虚何以不补土母,而要补水呢? 陆、朱氏认为这是古人通过实践提出的权宜之法,即在土王于时而气平无恙情况下,补之使实,则犯制水之忌,水亏无以克火,火旺则更伐金,那么非但不能取得治疗效果,反而更造成恶性循环,因此提出补水,水壮盛则可制火,火衰而不烁金,则金虚得治,金坚而能制木,则木因而平矣。据此推论,火实水虚,在金平无恙时,可以补木泻土;土实木虚,在水平无恙时,可以补火泻金;金实火虚,在木平无恙时,可以补土泻水;水实土虚,在火平无恙时,可以补金泻木。这是陆、朱氏受《难经·七十五难》"泻南补北"说的启发,推衍演化成的一类特殊配穴方法,可作为临床的参考(表51)。

表51　泻南补北配穴一览表

病　机	治　疗				并现条件
木实金虚 肝实肺虚	补水 阴谷　　通谷		泻火 少府　劳宫　阳谷		土平无恙 脾胃不病
火实水虚 心实肾虚	补木 大敦　足临泣		泻土 太白　　足三里		金平无恙 肺脏不病
土实木虚 脾实肝虚	补火 少府　劳宫　阳谷		泻金 经渠　　商阳		水平无恙 肾脏不病

续 表

病　机	治　　疗		并现条件
金实火虚 肺实心虚	补土 太白　　足三里	泻水 阴谷　　通谷	木平无恙 肝脏不病
水实土虚 肾实脾虚	补金 经渠　　商阳	泻木 大敦　　足临泣	火平无恙 心脏不病

6. 纳支配穴法　是按十二经经气流注时刻取穴。十二经的气血各有最旺盛时刻,当某一经经气大盛时,对该经施针灸,往往疗效更好,其具体配穴方法,是按病的虚实,用该经的子穴或母穴施行补泻,并按"因冲而泻,因衰而补"的原则,按时施治,然后再配合其他对症的有效穴位同用,效果非常好(图5)。

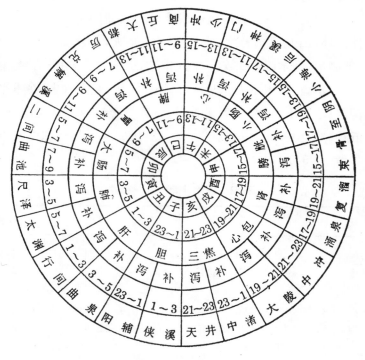

图5　纳支法补泻时辰及取穴环周图

7. 八脉八穴相配法　根据手足部八个腧穴和奇经八脉配合,按其循行路线,作为配穴。陆、朱氏在治疗胃病中常取内关、公孙、中脘、足三里,效果很好(表52)。

表52 八脉八穴相配表

公孙
内关 } —通于— [冲　脉 阴维脉] 合于胃、心、胸,主以上各部病

后溪
申脉 } —通于— [督　脉 阳跷脉] 合于目内眦、颈、项、耳、肩、膊、小肠、膀胱,主以上各部病

临泣
外关 } —通于— [带　脉 阳维脉] 合于目锐眦、耳后、颊、颈、肩,主以上各部病

列缺
照海 } —通于— [任　脉 阴跷脉] 合于肺系、咽喉、胸膈,主以上各部病

此外,陆、朱氏常用郄穴来治疗急性疾病,用八会穴来治疗相应的疾病,并广泛采纳古人的经验穴,因此临床疗效卓越,深为病人爱戴。

附：《标幽赋》集注评述

《标幽赋》为金元医家窦默所著，原载《针经指南》中。窦默（1196～1280年），字子声，初名杰，字汉卿，广平肥乡人。元世祖时，封昭文馆大学士，死后追赠"太师"，谥"文正"，故后世多称窦太师、窦文正公。《标幽赋》是其学术思想的代表作，统论针灸学理论。"标幽"二字之含义，吴崑注解说："标，榜也，犹表章也；针之为道，玄微渊奥，故曰幽。"意即此为标释针灸学中深奥隐蔽的理论而创作，故为后世医家所重视，被多种医籍（如《普济方》《针灸聚英》《杨敬斋针灸全书》《类经图翼》等）所引载。注家有王国瑞注本（见元《扁鹊神应针灸玉龙经》）、徐凤注本（见明《针灸大全》）、杨继洲注本（见明《针灸大成》，为据徐注增删而成）、吴崑注本（见明《针方六集》）、李学川注本（见清《针灸逢源》）等数种。但因窦氏赋文幽隐玄奥，以致各家注释仁智互见，每使学者无所适从，不知孰是孰非。本人不自揣陋，拟就所学，妄予评说，衍误之处，冀就正于同道。

[原文] 拯救之法，妙用者针。察岁时于天道，定形气于予心。春夏瘦而刺浅，秋冬肥而刺深。不穷经络阴阳，多逢刺禁；既论脏腑虚实，须向经寻。

[王注] 第一韵专论针刺之当谨慎，不可造次，须辨经络阴阳，脏腑虚实，而行补泻也。

[徐注] 夫今人愈疾，岂离于医治？劫病之功，莫妙于针刺。故《经》云：拘于鬼神者，不可与言至德，恶于针石者，不可与言至巧。正此之谓也。

[杨注] 劫病之功，莫捷于针灸，故《素问》诸书，为之首载，（医）缓、（医）和、扁（鹊）、华（佗），俱以此称神医。盖一针中穴，病者应手而起，诚医家之所先也。近世此科几于绝传，良为可叹！（"《经》云"下至"此之谓也"一段同徐注，从略）又语云：一针、二灸、三服药，则针灸为妙用可知。世医者，奈之何不亟讲乎？

[徐、杨注] 夫人身十二经，三百六十节，以应一岁十二月，三百六十日。岁时者，春暖、夏热、秋凉、冬寒，此四时之正气。苟或春应暖而反寒，夏应热而反

凉，秋应凉而反热，冬应寒而反暖，是故冬伤于寒，春必病温；春伤于风，夏必飧泄；夏伤于暑，秋必痎疟；秋伤于湿，上逆而咳。岐伯曰：凡刺之法，必候日月星辰，四时八正之气，气定乃刺焉。是故天温日阳，则人血淖液而卫气浮，故血易泻，气易行；天寒日阴，则人血凝滞（杨注"滞"作"泣"）而卫气沉。月始生，则气血始清，卫气始行；月郭满，则气血实，肌肉生（杨注作"坚"）；月郭空，则肌肉减，经络虚，卫气去，形独居。是以因天时而调血气也。天寒无刺，天温无灸，月生无泻，月满无补，月郭空无治，是谓得天时而调之。若日（杨注无"日"字）月生而泻，是谓脏虚；月满而补，血气扬（杨注作"洋"）溢；络有留血，名曰重实。月郭空而治，是谓乱经。阴阳相错，真邪不别，沉以留止，补虚内乱，淫邪乃起。又曰天有五运，金、水、木、火、土也；地有六气，风、寒、暑、湿、燥、热也。学者必察斯焉（杨注无此语）。

《经》云：凡用针者，必先度其形之肥瘦，以调其气之虚实。实则泻之，虚则补之，必先去定其血脉，而后调之。无问其病，平调理期，细察形气，得于心矣（杨注无此四语）。形盛脉细，少气不足以息者危。形瘦脉大，胸中多气者死。形气相得者生，不调者病，相失者死。是故色脉不顺而莫针，戒之戒之。

《经》云：病有沉浮，刺有浅深，各至其理，无过其道。过之则内伤，不及则外壅，壅则贼邪从之。浅深不得，反为大贼，内伤五脏，后生大病。故曰：春病在毫毛腠理，夏病在皮肤。故春夏之人，阳气轻浮，肌肉瘦薄，血气未盛，宜刺之浅。秋病在肌（杨注无"肌"字）肉脉，冬病在筋骨。秋冬则阳气收藏，肌肉肥厚，血气充满，刺之宜深。又云春刺十二井，夏刺十二荥，季夏刺十二俞，秋刺十二经，冬刺十二络（杨注作"合"），以配木、火、土、金、水。理见子午流注。

经有十二：手太阴肺、少阴心、厥阴心包络、太阳小肠、少阳三焦、阳明大肠；足太阴脾、少阴肾、厥阴肝、太阳膀胱、少阳胆、阳明胃也。络有十五：肺络列缺、心络通里、心包络内关、小肠络支正、三焦络外关、大肠络偏历、脾络公孙、肾络大钟、肝络蠡沟、膀胱络飞扬、胆络光明、胃络丰隆、阴跷络照海、阳跷络申脉、脾之大络大包、督脉络长强、任脉络尾翳也。阴阳者，天之阴阳，平旦至日中，天之阳，阳中之阳也。日中之黄昏，天之阳，阳中之阴也。合夜至鸡鸣，天之阴，阴中之阴也。鸡鸣至平旦，天之阴，阴中之阳也，故人亦应之。夫言人之阴阳（杨注作"至于人身"），则（杨注无"则"字）外为阳，内为阴。言身之阴阳（杨注无此句），则（杨注无"则"字）背为阳，腹为阴。手足皆以赤白肉分之。言脏腑之阴阳（杨注无此句），则（杨注无"则"字）五脏为阴，六腑为阳。是以（杨注无此二字）春夏之病在阳，秋冬之病在阴，皆视其所在，与施计石也（杨注无此二句）。又言（杨注无此二字）背（杨注背下有"固"字）为阳，阳中之阳，心也，阳中之阴，肺也。腹（杨注腹下有"固"字）为阴，阴中之阴，肾也，阴中之阳，肝也，阴中之至阴，脾也。此皆阴阳表里，内外雌雄，相输应也，是以应天之阴阳。学者苟不明此经络、阴阳、升降、左右不同之理，如病在阳明，反攻厥阴，病在太阳，反攻太阴，遂致贼邪未除，本气受弊，则有劳无功，禁刺之犯，岂可勉哉（杨注后二句作"反犯禁刺"）？

欲知脏腑之虚实，必先诊其脉之盛衰，既知脉之盛衰，又必辨其经脉之上下（徐注无此四句）。脏者，心、肝、脾、肺、肾也。腑者，胆、胃、大小肠、三焦、膀胱也。如脉之衰弱者，其气多虚，为痒为麻也（徐注此三句作"虚者痒麻也"）。脉之盛大者，其血多实，为肿为痛也（徐注此三句作"实者肿痛也"）。然脏腑居位乎内，而经络横行乎外（徐注作"脏腑居在内，经络行乎外"）。虚则补其母也，实则泻其子也（徐注此二句无"也"字）。如心病虚，则补肝木（杨注"木"下有"也"字），实则泻脾土（杨注"土"下有"也"字）。又且本经亦有子母（杨注作"至于本经之中，而亦有子母焉"），如心之虚，取少海穴以补之（杨注作"假如心之虚者，取本经少冲以补之，少冲者井木也，木能生火也"），实则取少府以泻之（杨注作"实取神门以泻之，神门者俞土也，火能生土也"）。诸经皆然（杨注作"诸经莫不皆然"），并不离乎五行相生之理矣（杨注作"要之不离乎五行相生之理，当细思之"）。

[吴注]　上古神良之医，针为先务，末世失其传，故莫知其妙，窦氏妙之，其所得者深矣。

岁有五运六气，时有主客加临，皆当察之，以审病原。

形有厚薄、肥瘦、坚脆，气有长短、怯壮、虚实，皆当定之于心，以施针治。

春夏气浮于表，故云瘦；秋冬气沉于里，故云肥。

知病在经在络，为阴为阳，则万举万当；不明经络阴阳，妄施针治，则虚实失宜，刺家所禁。

知脏腑何者为虚，何者为实，各有所主经穴，宜寻其邪由，而施针治。

[李注]　春气在毛，夏气在皮，秋气在分肉，冬气在骨髓。故春夏及瘦人皆刺浅，秋冬及肥人皆刺深。若有针入而气逆者，失其深浅之宜也。

[评述]　本段赋文为全赋之概说，统论针灸之地位及主要理论。窦氏指出，针法之妙用，必须察岁时、顺天道、定形气、分浅深、知经络、穷阴阳、论脏腑、辨虚

实,而总的原则是必须以经络理论为指导。各家之注,王、李二氏过于简略,吴氏之注受徐、杨二氏注文之束缚,为免重复,故也较简要,是为徐、杨二氏注文之概括。唯徐、杨二氏之注文义较详,杨注又对徐注做某些修改和补充,更显得释义周详。二氏所注之文,大都本自《内》《难》,所言非无的之矢,然亦有脱漏衍误者,兹评述之:如"拘于鬼神"四语出《素问·五脏别论篇》,"冬伤于寒"六句出《素问·生气通天论篇》。"凡刺之法必候日月星辰"至"淫邪乃起"出《素问·八正神明论篇》,言而有据,释义精当。但"天有五运""地有六气"之说,不知据何而来。证诸《素问·天元纪大论篇》"寒、暑、燥、湿、风、火,天之阴阳也,三阴三阳上奉之;木、火、土、金、水、火地之阴阳也,生长化收藏下应之"之说,"天""地"二字之义似有倒错之误。

徐、杨二氏"形盛脉细,少气不足以息者,危。形瘦脉大胸中多气者死。形气相得者生,不调者病,相失者死"一段,本自《素问·三部九候论篇》,而其中"不调者病",《素问》原作"参伍不调者病",注文均有脱漏。"病有沉浮"至"后生大病"一段本自《素问·刺要论篇》,然其中徐注"外壅则邪从之"一句,《素问》原文无"外"字,杨注据而已改;"内伤五脏",《素问》原作"内动五脏",二氏均误,但"伤"与"动"义近,亦无大过。

"春病在毫毛腠理"至"刺之宜深"一段释文虽也本自《内》《难》,但与原文经义有所不符。《灵枢·终始》中:"春气在毛,夏气在皮肤,秋气在分肉,冬气在筋骨,刺此病者,各以其时为齐(剂)。"据此《难经·七十难》补充说:"春夏者,阳气在上,人气亦在上,故当浅取之;秋冬者,阳气在下,人气亦在下,故当深刺之。"《灵枢·终始》中还说:"刺肥人者,以秋冬之齐;刺瘦人者,以春夏之齐。"《灵枢》之意虽将瘦人与春夏相联,肥人与秋冬相联,而分刺浅与刺深,但《难经》释义已甚清楚,盖指"气"之上下浅深而言,非必春夏"肌肉瘦薄",秋冬"肌肉肥厚",似与经义有悖。吴注以气之浮沉来喻瘦肥,虽释义简要,但义理较徐、杨为当。

徐、杨所释"经有十二""络有十五"是据《灵枢·经脉》而来,然未见有"阳跷络申脉""阴跷络照海"之义。考之《灵枢·脉度》中仅有"跷脉有阴阳""男子数其阳,女子数其阴,当数者为经,不当数者为络",意指男子以阳跷为经,阴跷为络;女子以阴跷为经,阳跷为络。《素问·气穴论篇》称"阴阳跷四穴",王冰注称"阴跷穴","是谓照海,阴跷所生";"阳跷穴","是谓申脉,阳跷所生。"《甲乙经》中申脉亦称"阳跷所生",照海亦为"阴跷所生"。生者为脉气生发之处,非如络脉之旁而别出者。两者之义显异,不知徐、杨二氏所本何籍,此当存疑。

所释"阴阳"之义,虽亦均本自《内》《难》,但阴阳者,天地之道也,万物之纲纪,变化之父母,生杀之本始,治病必求之本源也。数之可十,推之可百,散之可千,推之可万。非仅徐氏所指数事而已。以简喻繁,虽无不可,但读者不可拘简而误全,有失阴阳之真义。若治病不穷经络、阴阳之理,则何以知病位,辨虚实,察寒热,随顺逆,必如适燕而南行,虚实而误为,以热为寒,以寒为热,视顺为逆,视逆为顺,虚虚实实,寒寒热热,必误治而犯刺禁矣。

"既论脏腑虚实,须向经寻"之句,徐、杨二氏之注,亦繁简互见,所注脏腑之名,似流于过冗;所论"虚实"之注,则流于过简,盖虚实之证多端,不仅为痒麻肿痛也。"须向经寻"之义,窦氏原指《素问·调经论篇》中所称"五脏得六腑为表里,经络支节,各生虚实,其病所居,随而调之"的"循经选穴"原则而言,非独指《难经·六十九难》"子母补泻"之用穴实例,徐、杨二氏之注义狭而拘,不若吴注之清明也。

[原文] 原夫起自中焦,水初下漏。太阴为始,至厥阴而方终;穴出云门,抵期门而最后。

[王注] 第二韵专明十二经脉常行之度。一日一周,自寅手太阴之脉,穴出云门也,至丑足厥阴之脉,穴出期门也,为终。周而复始循环,与滴漏天度无差,号曰斗合人统也。

[徐、杨注] 此言平人气象气脉(杨注作"此言人之气脉"),行于十二经,为身一周(杨注无"身"字),除任督之外,计三百九十三穴。一日一夜有百刻,分为(杨注作"于")十二时,每一时有八刻二分,每一刻计六十分,一时共计五百分。每日寅时,太阴肺脉(杨注作"手太阴肺经")生自中焦中府穴,出于云门起,至少商穴止。卯时阳明大肠经(杨注作"手阳明大肠经"),自商阳穴至迎香穴(杨注"穴"作"止")。辰时阳明胃经(杨注作"足阳明胃经"),自头维至厉兑。巳时太阴脾经(杨注作"足太阴脾经"),自隐白至大包。午时少阴心经(杨注作"手少阴心经"),自极泉至少冲。未时太阳小肠经(杨注作"手太阳小肠经"),自少泽至听宫。申时太阳膀胱经(杨注作"足太阳膀胱经"),自睛明至至阴。酉时少阴肾经(杨注作"足少阴肾经"),自涌泉至俞府。戌时心包络(杨注作"手厥阴心包络"),自天池至中冲。亥时少阳三焦经(杨注作"手少阳三焦经"),自关冲至禾髎。子时少阳胆经(杨注作"足少阳胆经"),自瞳子髎至窍阴。丑时厥阴肝经(杨注作

"足厥阴肝经"），自大敦至期门而终（杨注"终"后还有"周而复始，与滴漏无差也"）。

[吴注]　此略言经穴起止。

[李注]　人之脉气周流，每日寅时从中焦肺经起交至肝经期门穴而终。

[评述]　此段以十二时辰配十二经脉之说，今称"十二经纳支法"。考之《内》《难》并无此论。《灵枢·五十营》中有一昼夜营气行于身五十周之说。《卫气行》中有"卫气之行，一日一夜五十周于身，昼日行于阳二十五周，夜行于阴二十五周"之议，《营卫生会》中则称"营在脉中，卫在脉外，营周不休，五十而复大会"。其"大会"之时与处所，则谓"平旦阴尽而阳受气……五十度而复大会于手太阴矣。"《卫气行》中称"卫气之在于身……常以平旦为纪，以夜尽为始"，《经脉》中载经脉之始终称"肺手太阴之脉，起于中焦"，"肝足厥阴之脉……其支者复从肝别贯通，上注肺"。故窦氏称"起自中焦，水初下漏，太阴为始……抵期门而最后"。"水初下漏"即夜尽平旦之始，在十二时辰中为寅时。故而后世有此注文。或以"天人相应"说为源，以十二经合十二月，十二月以正月建寅，故十二经脉之行亦于寅时始于手太阴肺经。所论虽非《内》《难》本旨，但自元、明以来沿为针灸医家所习用，故亦不可偏废。

[原文]　正经十二，别络走三百余支。

[王注]　十二经络、督任二经贯穿三百六十余穴，以同日度，并诸络。十二经、奇经八脉、皇络、孙络、横络、丝络，未取尽名。然不过一昼夜脉行一万三千五百息，血行八百一十丈，一周而已矣。

[徐、杨注]　十二经者，即手足三阴三阳之正经也。别络者，除十五络，又有横络、孙络，不知其纪，散走于三百余支之（杨注无"之"字）脉也。

[吴注]　此略言经穴之数。

[李注]　各经有横络、孙络，散走三百余支脉。

[评述]　各家之注以王氏"十二经络、督任二经贯穿三百六十余穴，以同日度"与吴氏"略言经穴之数"两说为是。徐、杨之注，十二经"即手足三阴三阳之正经"之说当无可非议，而"别络走三百余支"之释义似嫌文冗而议未切题。盖《灵枢·邪客》中说："岁有三百六十五日，人有三百六十五节。"所谓"节"《灵枢·九针十二原》中称："节之交，三百六十五会……所言节者，神气之所游行出入也。"《灵枢·小针解》中则更称"节之交三百六十五会者，络脉之渗灌诸节者也"。据

此窦氏所称"别络走三百余支",意与十二经相对,指三百六十五穴而言。至于王氏注称"一昼夜脉行一万三千五百息,血行八百一十丈"之说,本于《灵枢·五十营》而来,所异者,《灵枢》原文称:"一万三千五百息,气行五十营于身……凡行八百一十丈也",故非"一周而已"。

[原文]　正侧偃①伏,气血②有六百余候。

[校勘]　① 偃:《玉龙》《大全》《全书》《六集》同;《大成》《聚英》《普济》作"仰"。② 气血:《玉龙》《指南》《聚英》《大全》《大成》均同;而《六集》作"气穴"。

[王注]　背为阳,行于阴俞;腹为阴,行于阳俞。总三百六十余穴,左右胁肋合穴六百余候。

[徐、杨注]　此言经络,或正或侧,或仰或覆,而气血循行孔穴,一周于身,荣行脉中三百余候,卫行脉外三百余候。

[吴注]　此略言经穴之数。

[评述]　本段注文以王氏为宜,"六百余候"者,指左右双侧全身共有 600穴。截止宋代《铜人腧穴针灸图经》,全身任督二脉之单穴共有 51 个;手足三阴三阳穴计有 303 个,左右双侧计得 606 穴,共有 657 穴。窦氏赋文盖即指此。至徐、杨二氏所注"荣行脉中三百余候,卫行脉外三百余候"之说,查无所本,存疑以待后议。

[原文]　手、足三阳,手走头而头走足;手、足三阴,足走腹而胸走手。

[王注]　手三阳从手走至头,足三阳从头走至足。足三阴从足走至腹,手三阴从胸走至手。《难经》所载明矣。

[徐、杨注]　此言经络阴升阳降,气血出入之机,男女无以异矣(杨注无"矣"字)。

[吴注]　手之三阳,从手走至头;足之三阳,从头走至足;手之三阴,从脏走至手;足之三阴,从足走入腹。

[评述]　此言经络之循行走向。义本《灵枢·逆顺肥瘦》与《难经·二十三难》,诸家之注已尽,不做他议。

[原文]　要识①迎随,须明逆顺②。

[校勘]　① 识:《六集》作"知"。② 逆顺:《大成》作"顺逆"。

［王注］ 顺经络而刺是谓补，逆经络而刺是谓泻，手法在人，依经用度。

［徐、杨注］ 迎随者，要知荣卫之流注，经脉之往来也，明其阴阳之经，逆顺而取之。迎者，以针头朝其源而逆之；随者，以针头从其流而顺之。是故逆之为泻，为迎；顺之为补，为随。若能知迎知随，令气必和，和气之方，必通（杨注"通"作"在"）阴阳，升降上下，源流往来，逆顺之道明矣。

［吴注］ 手足三阴三阳，经络传注，周流不息，逆顺不同，针法有迎随补泻。要识针法迎随，须明经脉逆顺。

［评述］ 此段原文是窦氏诠释迎随补泻的原则，以"逆顺"两字来概括。迎随补泻原出于《内》《难》，《灵枢·九针十二原》首先指出："其来不可逢，其往不可追，知机之道者，不可挂以发，不知机之道，叩之不发。知其往来，要之与期……往者为逆，来者为顺，明知逆顺，正行无问，逆而夺之，恶得无虚？追而济之，恶得无实？迎之随之，以意和之，针道毕矣。"《灵枢·小针解》对此解释说："其来不可逢者，气盛不可补也；其往不可追者，气虚不可泻也。""知其往来者，知气之逆顺盛虚也。""往者为逆者，言气之虚而小，小者逆也；来者为顺者，言形气之平，平者为顺。""明知逆顺，正行无问者，言知所取之处也。迎而夺之者，泻也；追而济之者，补也。"在此"逆顺"之概念是指气行之往来、大小、盛衰，迎随的原则应视气行为依据，气盛时迎夺以泻之，气衰时追（随）济以补之。

在《灵枢》中，逆顺的概念，还包括"脉行之逆顺"（出《灵枢·逆顺肥瘦》），即赋文前段所言。《难经·七十二难》称："所谓迎随者，知荣卫之流行，经脉之往来也，随其逆顺而取之，故曰迎随。"赋文所秉，盖本自此。随着对《内》《难》经文的理解不同，金元至明，注家各申己说，形成各种迎随补泻的方法。各家之注文，均按针刺方向结合经络走向而施迎随，其法本自金代张璧《云岐子论经络迎随补泻法》。张与窦同代，学风所向，彼此当有影响。

［原文］ 况夫阴阳气血，多少为最。厥阴、太阳，少气多血；太阴、少阴，少血多气；而又气多血少者，少阳之分；气盛血多者，阳明之位。

［王注］ 气血多少，已注经络，不必重论。

［徐、杨注］ 此言三阴三阳气血多少之不同，取之必记为最要也。

［吴注］ 多者易实，宜泻其多；少者易虚，宜补其少。

［评述］ 三阴三阳气血多少之说，出于《内经》，《灵枢·五音五味》《灵枢·九针论》与《素问·血气形志篇》中均有载述，但内容各不相同（附表1），窦氏之

说盖本于《素问》者。

附表1　《内经》三阴三阳气血多少表

气血多少　　文献名 经名	《灵枢·五音五味》	《灵枢·九针论》	《素问·血气形志篇》
太阳	多血少气	多血少气	多血少气
少阳	多气少血	多气少血	少血多气
阳明	多气多血	多气多血	多血多气
太阴	多血少气	多血少气	多气少血
少阴	多血少气	多气少血	少血多气
厥阴	多气少血	多血少气	多血少气

[原文]　先详多少之宜,次察应至之气。

[徐、杨注]　言用针者(杨注作"凡用针者"),先明正(杨注作"上")文气血之多少,次观针气之来应也(杨注无"也"字)。

[评述]　此句诸家均略而未注,唯徐、杨二氏有释文。有关诸经气血多少与针刺的关系,《素问·血气形志篇》中指出:"刺阳明,出血气;刺太阳,出血恶气;刺少阳,出气恶血;刺太阴,出气恶血;刺少阴,出气恶血;刺厥阴,出血恶气也。"当引以为戒。窦氏之文,非本于此。《灵枢·经水》中说:"经水之应经脉也,其远近浅深,水血之多少各不同,合而以刺之……足阳明,五脏六腑之海也,其脉大血多,气盛热壮,刺此者,不深弗散,不留不泻也。足阳明刺深六分,留十呼;足太阳深五分,留七呼;足少阳深四分,留五呼;足太阴深三分,留四呼;足少阴深二分,留三呼;足厥阴深一分,留二呼。手之阴阳,其受气之道近,其气之来疾,其刺深者皆无过二分,其留皆无过一呼。"赋文所言"应至之气",盖指此留针待气之时乎?

[原文]　轻、滑、慢而未来,沉、涩、紧而已至。

[王注]　指弹其穴,穴下气轻、滑、慢,气未至也,勿刺;待气至方可刺也。穴下气来沉、涩而急,即可刺也。

[徐、杨注]　轻浮、滑虚、慢迟也,入针之后,值此三者,乃真气之未到也。沉重、涩滞、紧实也,入针之后,值此三者,是正气之已到也(杨注无三"也"字)。

[李注]　言入针之后,值轻、浮、滑、虚、慢、迟,乃气未来;沉、重、涩、滞、紧、实,是正气已来。

[评述] 王注似指针刺之前，待气至而后可刺。徐、杨二氏之注则指针入之后，以轻、滑、慢与沉、涩、紧为量气至与否之指标。李氏继徐、杨二氏之说而作注文，义与二氏同。故《灵枢·九针十二原》又有"刺之而气不至，无问其数；刺之而气至，乃去之，勿复针"，以及"刺之要，气至而有效，效之信，若风之吹云"等语，言针下气之感应者，也仅有"言实与虚，若有若无，察后与先，若存若亡，为虚与实，若得若失"数语，《难经·七十八难》言"气至"也仅称"如动脉之状"。均未见有赋文之言，窦氏所称"轻、滑、慢而未来，沉、涩、紧而已至"其盖本于《灵枢》"虚者若无""实者若有"之论伸引而来，或为窦氏之发明，近代医家描述得气之感应，多据窦氏之说，而崇徐、杨二氏之注，王氏之义恐未能体现窦氏原意。

[原文] 既至也，量寒热而留疾；未至者①，据虚实而候气②。

[校勘] ① 未至者：《大全》《聚英》《大成》《图翼》《六集》均作"未至也"。② 候气：《指南》作"疹气"；《图翼》作"诱气"。

[王注] 气至也，可留则留，可速则速。寒则留，热则速，不可失时。候气未至，或进或退，或按或提，等引气至，方可刺也。

[徐、杨注] 留，住也；疾，速也。此言正气既至，必审寒热而施之。故《经》云：刺热须至寒者，必留针，阴气隆至，乃呼之去徐，其穴不扪（杨注作"闭"）。刺寒须至热者，阳气隆至，针气必热，乃吸之，去疾，其穴急扪（杨注作"扪之"）。此言针气之未来也（杨注作"气之未至，或进或退，或按或提，导之引之，候气至穴而方行补泻"）。《经》云（杨注作"《经》曰"）："虚则推内进搓，以补其气，实则循扪弹努，以引其气。"

[吴注] 留者，久留其针于孔穴；疾者，疾出其针也。

[李注] 留，住也；疾，速也。

[评述] 考《灵枢·经脉》有"盛则泻之，虚则补之，热则疾之，寒则留之"之针刺施治原则，赋文"量寒热而留疾"盖本于此。王注似是。徐、杨之注虽也本自《素问·针解篇》与《素问·离合真邪论篇》，但未能从"量寒热"之"量"字置论，故与窦氏赋文原意不符。至于赋文据"虚实而候气"一句，紧接在"未至者"之后，意指气未至者，应据疾病之虚实来决定候气。即《素问·离合真邪论篇》中所称实证用泻时要"吸则内针，无令气忤，静以久留，无令邪布；吸则转针，以得气为故，候呼引针，呼尽乃去，大气皆出"，与虚证用补时要"呼尽内针，静以久留，以气至为故，如待所贵，不知日暮，其气以至，适而自护，候吸引针，气不得出，各在其处，

143

推阖其门,令神气存,大气留止"两段的候气原则,王、徐、杨诸氏之注皆未切中题意。

[原文] 气之至也①,若鱼吞钩饵之浮沉②;气未至也①,似③闲④处幽堂之深邃。

[校勘] ① "气之至也"与"气未至也":《指南》《普济》《玉龙》《聚英》《大成》均同;《大全》无"也"字;《六集》"也"作"者"。② 浮沉:《指南》《普济》《玉龙》《聚英》《大全》均同;《大成》《六集》均作"沉浮"。③ 似:《指南》《普济》《玉龙》均同;《大全》《聚英》《大成》《图翼》均作"如"。④ 闲:《指南》《普济》《聚英》均同;《玉龙》作"潜"。

[王注] 气至穴下,若鱼吞钩,若蚁奔走,或浮或沉也。穴下气不至,若虚堂无人,刺之无功,不可刺也。

[徐、杨注] 气既至(《大全》"气"上原有"邃"字,衍误,故删),则针自(杨注"自"作"有")涩紧,似鱼吞钩,或沉或浮而动;其气不来,针自轻滑,如闲居静室之中,寂然无所闻也。

[评述] 按《灵枢·终始》中仅说"三刺则谷气至,谷气至而止","谷气来也徐而和",未闻有如鱼吞钩饵浮沉之说。唯《难经·七十八难》中称"其气之来,如动脉之状",动脉搏动上下相接,针刺脉上,其动上下浮沉,故窦公描述乃耳。诸家之注如出一辙,虽均中的,但未注明其出处,是为憾事。

[原文] 气速至①而效速②,气迟至③而不治。

[校勘] ① 速至:《大全》《玉龙》作"至速"。② 效速:《指南》《大全》《六集》《图翼》同;《聚英》《大成》均作"速效"。③ 迟至:《指南》《大全》《聚英》《大成》均同;《玉龙》《图翼》《六集》作"至迟"。

[王注] 气之至也,刺之即逾,气未至也,如刺绣工,徒劳人尔。

[徐、杨注] 言下针若得气来速,则病易痊,而效亦速也。气若来迟,则病难愈,而有不治之忧。故赋云气速效速,气迟效迟,候之不至,必死无疑矣。

[评述] 《灵枢·九针十二原》云:"刺之要,气至而有效,效之信,若风之吹云,明乎若见苍天。"此言气至之效,有如风卷残云之速。窦公之赋,盖指此而言。诸家之注均无得失。

[原文] 观夫九针之法,毫针最微,七星上①应,众穴主持。

［校勘］　① 上：《指南》《普济》《聚英》《大成》均同；《玉龙》《大全》作"可"。

［王注］　古针有九名，毫针按七星斡运璇玑，最为常用也。

［徐、杨注］　昔黄帝制九针者，上应天地，下应阴阳四时。九针之名，各不同形。一曰镵针以应天，长一寸六分，头尖末锐，去泻阳气。二曰员针以应地，长一寸六分，针如卵形，揩摩分肉间，不得伤肌肉，以泻分气。三曰锭针以应人，长三寸半，锋如黍粟之锐，主按脉勿陷，以致其气。四曰锋针，以应四时，长一寸六分，刃三隅，以发痼疾。五曰铍针，以应五音，长四寸，广二分半，末如剑锋，以取大脓。六曰员利针，以应六律，长一寸六分，尖如牦，且员且锐，中身微大，以取暴气。七曰毫针，以应七星，长一寸六分（原为"三寸六分"，本于《灵枢·九针十二原》。《灵枢·九针论》作"一寸六分"，据改），尖如蚊虻喙，静以徐往，微以久留之而养（原为"痒"，《灵枢·九针十二原》作"养"，据改），以取痛痹。八曰长针，以应八风，长七寸，锋利身薄，可以取远痹。九曰大针，以应九野，长四寸，其锋微员，尖如挺，以泻机关之水。九针毕矣。此言九针之妙，毫针最精，能应七星，又为三百六十穴之备也（杨注仅此一句，其中句首无"此"字，句末"备也"作"针"）。

［吴注］　九针，镵针、员针、锭针、锋针、铍针、员利针、毫针、长针、大针也。毫针第七，取数于星，故云应七星。

［评述］　古九针之名见于《灵枢》的《九针十二原》及《九针论》。后世医家认为《九针十二原》文多误刊，应以《九针论》所载为准。余意当互相参阅。七星者，北斗星也，也叫"北斗七星"。斗有七星，一至四为魁，五至七为杓，斗杓围绕北极星而旋转，指示十二时辰，故有旋转乾坤之义，受众星朝拱，故赋称"七星上应，众穴主持"。王注较为恰当。

［原文］　本形金也，有蠲邪扶正之道。

［王注］　金者刚健中正之性，可以祛邪，扶持正气也，本形言针之为物。

［徐、杨注］　本形，言针也，针本出于金。古人以砭石，今人以铁代之。蠲，除也。邪气盛，针能除之。扶，辅也，正气衰，针能辅也（杨注"也"作"之"）。

［李注］　其体像金。

［评述］　本段赋文，言毫针应五行之用。此句言应金，盖针本属金也。《针灸甲乙经·九针九变十二节刺五邪》中称："毫针者，取法于毫毛，长一寸六分，令尖如蚊虻喙，静以徐往，微以久留，正气因之，真邪俱往，出针而养。"赋文"蠲邪扶正"之说，盖本此而来。

［原文］　短长水也,有决凝开滞之机。

［王注］　水有开山穿石之力,以润下为功,针之短长深浅,如水之用也。

［徐、杨注］　此言针有长短,犹水有长短也。人之气血凝滞而不通,犹水之凝滞不通也。水之不通,决之使流于湖海,气血不通,针之使周于经络(杨注作"脉"),故言针应水也。

［李注］　其流通像水。

［评述］　短长水也,当注明针体之短长与应水的关系,非如徐、杨所云"针有长短,犹水之长短也"。该毫针长一寸六分,一、六两数前者为天生之数,后者为地成之数,天一生水,地六成之,其位居"河图"之北方,是以针体长短应河图水位也。诸家之注均未道破赋文之幽奥。《灵枢·九针十二原》称毫针"以取痛痹",痹者闭也,气不达为病,盖因经脉中气血闭阻,凝滞不通而成。窦公称像"水"以"决凝开滞",其义本于此乎。

［原文］　定刺像木,或斜①或正。

［校勘］　① 斜:《指南》《玉龙》《大全》《大成》均同;《聚英》《图翼》《六集》作"邪"。

［王注］　斜刺,可曲、可直、可斜、可正,犹木之曲直也。

［徐、杨注］　以言木有斜正,而用针亦有或斜或正之不同,刺阳经者,必斜卧其针,无中其卫,刺阴分者,必正立其针,毋伤其荣,故言针应木也。

［李注］　其劲直像木。

［评述］　诸家之注均宜,但疏详之处应互参。

［原文］　口藏比火,进阳补羸。

［王注］　口温针热,补调荣卫,毋令冷热相伤,犹火之能炎上也。

［徐、杨注］　口藏,以针含于口也。气之温,如火之温也。羸,瘦也。凡欲下针之时,必效仿真人,口温针暖,使荣卫相接,进己之阳气,补彼之瘦羸,故言针应火也。

［李注］　其气温像火。

［评述］　诸家之注其义已周。然此法今已不用,盖恐其污染也。

［原文］　循机扪而可塞以像土。

［王注］　土可以塞水,针可以塞病源,是以像土也。

146

［**徐、杨注**］　循者，用手上下循之，使气血往来也。机扪者，针毕以手扪闭其穴，如用土填塞之义，故言针应土也。

［**李注**］　其填补像土。

［**评述**］　诸注已详，不复置议。

［**原文**］　实应五行而可知。

［**王注**］　一针之用，五行俱全。

［**徐、杨注**］　五行者，金、水、木、土、火也，此结上文，针能应五行之理可知矣。

［**评述**］　诸义已全，恕不复议。

［**原文**］　然是一寸六分①包含妙理。虽②细拟③于毫发，同贯多岐。

［**校勘**］　① 一寸六分：《指南》《玉龙》《大全》《图翼》《六集》均同；《聚英》《大成》《逢源》均作"三寸六分"。② 虽：《指南》《图翼》《聚英》《大成》《六集》均同；《大全》作"或"。③ 拟：《指南》《图翼》《六集》均同；《大全》《大成》《聚英》均作"桢"。

［**王注**］　恒所用者，毫针也，按黄帝铜人流注之法，肘前膝下，一寸六分，只有八分针柄，是针二寸四分也。按气血经络变化无方，惟针所治。

［**徐、杨注**］　言针虽但长一寸六分，能巧运神机之妙，中含水火，回倒阳阴，其理最玄妙也。桢，针之干也；岐，气血往来之路也。言针之干虽如毫发之微小，能贯通诸经血气之道路也。

［**吴注**］　一寸六分，毫针之度也，上应七星，备五行之象，是包含妙理。

［**评述**］　本句为承接上段文义而来，注义不应离开前文。王、徐、杨三人之注未能体现赋文之意，唯吴注承前文作解，义理清晰，读之易明。

［**原文**］　可平五脏之寒热，能调六腑之虚实。

［**王注**］　脏腑要分表、里、虚、实、寒、热，针法在斯矣。

［**徐、杨注**］　平，治也；调，理也。言针能调治脏腑之疾，有寒则温之，有热则清之；虚则补之，实则泻之。

［**吴注**］　补之，则寒者温；泻之，则热者清。气至，则虚者实；气散，则实者虚。

［**评述**］　各家之注，繁简相兼，然均言之成理，注而达意，宜于互参。

147

[原文] 拘挛闭塞,遣八邪而去矣。寒热痛痹,开四关而已之。

[王注] 太乙移宫之日,八风之邪,主人寒热头痛,若能开辟四关,病可除也。四关者,两手两足,刺之而已矣。正所谓六十六穴之中也。

[徐、杨注] 拘挛者,筋脉之拘束也;闭塞者,气血不通也;八邪者,所以候八风之虚邪也。言疾有挛闭者,必驱散八风之邪也。寒者,身作颤而发寒也;热者,身作潮而发热也。痛,疼痛也;痹,麻木也(杨注无此二句)。四关者,五脏有六腑,六腑有十二原,十二原出于四关,太冲、合谷是也(徐注至此,以下为杨注)。故太乙移宫之日,主八风之邪,令人寒热疼痛。若能开四关者,两手两足,刺之而已。立春一日起艮,名曰天留宫,风从东北来为顺令。春分一日起震,名曰仓门宫。风从正东来为顺令。立夏一日起巽,名曰阴洛宫,风从东南来为顺令。夏至一日起离,名曰上天宫,风从正南来为顺令。立秋一日起坤,名曰玄委宫,风从西南来为顺令。秋分一日起兑,名曰仓果宫,风从正西来为顺令。立冬一日起乾,名曰新洛宫,风从西北来为顺令。冬至一日起坎,名曰叶蛰宫,风从正北来为顺令。其风着人爽神气,去沉疴。背逆谓之恶风毒气,吹形骸即病,名曰时气留伏。流入肌骨脏腑,虽不即患,后因风、寒、暑、湿之重感,内缘饥饱劳欲之染着,发患曰内外两感之痼疾,非刺针以调经络,汤液引其荣卫,不能已也。中宫名曰招摇宫,共九宫焉。此八风之邪,得其正令,则人无疾,逆之,则有病也。

[吴注] 手足拘挛,经隧闭塞,八风之邪所为也。宜用针汗之,遣去八风之邪。四关,乃十二经别走之路,为阴阳表里交通,隘塞之地,在于四末,如往来之关隘,故曰四关。言为寒为热,为痹为痛,皆四关闭塞所致,宜开通四关而已之。

[李注] 手足拘挛,气血不通之症,先追散风之邪。寒痹、热痹、痛风之类,针两肘两膝之穴。

[评述] 本两句各家之注,八邪均释为八风之邪。按"八风"之名,首见于《灵枢·九宫八风》,杨注所举之九宫即引《灵枢》原文而来,然八风之义,各家之注,俱未清解,兹据《灵枢》原文,联系九宫,绘图于下(附图1)。

《灵枢》原文称"太一入徙立于中宫,乃朝八风以占(疾病)吉凶",意指北辰星迁移中央招摇宫时,从八方吹来之风,各有专名,可以预卜疾病吉凶。兹据原文之意列表如下(附表2)。

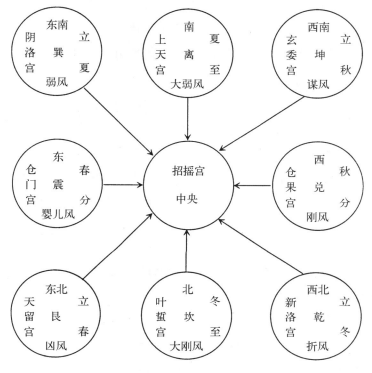

附图 1　九宫八风位置图

附表 2　九宫八风伤人主病

风　名	从来方向	所出之宫	伤　人　主　病
大弱风	从南方来	上天宫	内舍于心，外在于脉，气主热
谋　风	从西南来	玄委宫	内舍于脾，外在于肌，气主为弱
刚　风	从西方来	仓果宫	内舍于肺，外在皮肤，气主为燥
折　风	从西北来	新洛宫	内舍小肠，外在手太阳脉，脉绝则溢，脉闭则结不通，暴死
大刚风	从北方来	叶蛰宫	内舍于肾，外在于骨与肩背之膂筋，气主为寒
凶　风	从东北来	天留宫	内舍大肠，外在两胁腋骨，下及肢节
婴儿风	从东方来	仓门宫	内舍于肝，外在于筋纽，气主为身湿
弱　风	从东南来	阴洛宫	内舍于胃，外在于肌肉，气主体重

　　可见窦公赋称之"八邪"，非指"八风之邪"而言。诸家之注，皆不能宣达文意。考之文献金《素问病机气宜保命集》中载有"八关"八穴，谓在"两手指间"。后明《针灸大成》中称为"八邪"。窦公所称，盖指此乎。若然，则义理明矣。

"四关"之义，徐、杨之注甚为明了，上文之"八邪"既指穴位，据赋文对偶体裁，"四关"当亦为穴名。徐、杨之注是矣，他注皆非。

[原文] 凡刺者，使本神朝而后入；既刺也，使本神定而气随。神不朝而勿刺，神已定而可施。

[王注] 神者，脉也。脉息见于穴下，气至可刺之，脉息不至，则不均，不全则不定，穴下气分，不可刺也。至慎，至慎。

[徐、杨注] 凡用针者，必使患者精神已朝，而后方可入针。既刺之，必使患者精神才定，而后施针行气。若气不朝，其针为轻、滑，不知疼痛，如插豆腐者，莫与进之，必死（杨注作"使"）之候。如神气既至，针自紧涩，可与依法察虚实而施之。

[吴注] 本神，主宰本经元神也。前云气至，此云神朝，旨哉言矣。《难经》所谓"知为针者，信其左"，乃本神朝穴。自非良医，恶能道此。

[评述] 《内经》论针，对神朝十分重视。《灵枢·本神》中说："凡刺之法，先必本于神。"《素问·宝命全形论篇》说："凡刺之真，必先治神。"均说明针刺必须注意神气与穴位的关系。《灵枢·终始》中进一步指出："凡刺之法……必一其神，令志在针，浅而留之，微而浮之，以移其神，气至乃休……是谓得气。"故本段赋文正如吴注所称"前云气至，此云神朝"，神气相随，不可分割，故窦公疾呼乃尔。诸家之法，唯王注稍逊，徐、杨、吴三公所注均是。

[原文] 定脚处，取气血为主意；下手处，认水土①是根基。

[校勘] ① 水土：《玉龙》《六集》均同；《指南》《大全》《聚英》《大成》均作"水木"；《图翼》作"水火"。

[王注] 先占口鼻，呼吸匀者可刺。水土者，太溪、冲阳也，绝则勿刺焉。

[徐、杨注] 言欲下针之时，必取阴阳气血多少为主，详见上文；下手，亦言用针也。水者母也，木者子也，是水能生木也。是故济母裨其不足，夺子平其有余。此言用计必先认子母相生之义。举水木而不及土金火者，省文也。

[吴注] 立定主意，气病调气，血病取血。调气用迎随补泻；取血则出凝结之血而已。盖其血不去，留之于经则成病痹故也。水谓肾，土谓脾。肾水不亏者，如树之有根；脾土不败者，如室之有基。虽枝叶披离，垣墙颓败，犹能建立。假令肾亏脾败，是无根基，不足以施针治也。

[李注]　言用针必先认五行子母相生。

[评述]　本段注文由于各家所据版本不同,而后句有"水土""水木""水火"三家说。余意为"水木"之说,虽徐、杨之注,亦言之成理,但查赋文后面有"留吸母而坚长"和"疾呼子而嘘短"两句,其中"母与子"也言及子母相生与针刺补泻的关系,义有重复。窦公乃太师之才,焉有蹈重复之嫌而不自察者?何况从"水木"来解释,则"是根基"三字义无着落。不如取"水土"之说,则义理明晰,释义清楚。王注、吴注当是。

[原文]　天、地、人三才也,涌泉同璇玑、百会。

[王注]　百会在顶,应天主乎气;涌泉在足底,应地主乎精;璇玑在胸,应人主乎神。得之者生,失之者亡,应乎三才者也。

[徐、杨注]　百会一穴在头,以应乎天;璇玑一穴在胸,以应乎人;涌泉一穴在足掌心,以应乎地,是谓三才也。

[吴注]　涌泉二穴,在足心,屈足拳指缝中,与大指本节平等是穴,主持三焦诸疾。《史记》:"济北王阿母患热厥,足下热,仓公刺足下立愈。"盖此穴也。璇玑一穴,在天突下一寸陷中,主胸膺诸疾。百会一穴,一名三阳五会,在顶中央,用草齐前后发际,量折当中是穴,手足三阳、督脉之会,主诸阳百病。《史记》:"虢太子尸厥,扁鹊取三阳五会,有间,太子苏。"盖此穴也。言此三穴,名曰三才,主上、中、下周身之疾。

[李注]　百会应天,璇玑应人,涌泉应地。

[评述]　本句赋文诸注文均切文意,其中以王注分主气、精、神之说,更为义简文清,可以师法。吴注虽也详尽可师,但取穴方法多有衍误,注文为之逊色。徐、杨、李三家,轨辙相同,惜过于简要,读者无可为用,当属下品。

[原文]　上、中、下三部也,大包与天枢、地机。

[王注]　上、中、下三部,谓之三要。大包在腋下三("三"应为"六")寸,主脾之大络,一要也;天枢者,夹脐旁二寸,谓之关,二要也;地机者,脾舍之郄,在膝下五寸,下部之总,三要也。

[徐、杨注]　大包二穴在乳后,为上部;天枢二穴在脐旁,为中部;地机二穴在足箭,为下部。是谓三部也。

[吴注]　大包二穴,直腋下六寸,为脾大络,布胸胁,出九肋及季胁端,别络诸阴,总统阴阳,由脾灌溉五脏。天枢二穴,挟脐两旁各二寸,胃脉所发,大肠募

也。地机二穴,足太阴郄,穴在膝下五寸,言此三穴,皆脾胃所发,主中宫气血,脾胃诸疾。

[李注] 上部大包,中部天枢,下部地机。

[评述] 上句所注,亦以王、吴二氏为详,且文义与穴理并释,使读者可以师法,徐、杨、李三氏之注,相比之下,亦较逊色。

[原文] 阳跷、阳维并督脉①,主肩背腰腿在表之病。阴跷、阴维、任冲、带②,去心腹胁肋在里之疑。

[校勘] ① 脉:《指南》《大全》《普济》《玉龙》《图翼》《六集》均同,而《聚英》《大成》《逢源》作"带"。② 带:《指南》《大全》《普济》《图翼》《六集》均同,而《聚英》《大成》《逢源》作"脉"。《玉龙》"冲、带"作"带、冲"。

[王注] 督脉起于下极之俞,主肩背夹脊之病。阳跷在足外踝下白肉际,足太阳膀胱穴。阳维在膀胱下。命门穴与督脉属阳,为补泻兼治胫酸、身颤、癫痫之疾。督脉为阳脉之海。任脉起于中极之俞,上毛际曲骨俞,冲脉起气冲并足阳明至胸,散诸部中,带脉起于季肋下一寸八分,周回一身,与任脉同治,阴脉之海也。阴跷起于跟中,阴维起于诸阴交会处,所治腹里诸疾也。

[徐注] 阳跷脉起于足跟中,循外踝,上入风池。阳维脉维持诸阳之会,如腑会太仓之类。督脉起自下极之俞,并于脊里,上行风府,过脑、额、鼻,入所交穴也。言此奇经三脉属阳,主治肩、背、腰、腿在表之疾也。阴跷脉亦起于足跟,循内踝上行至咽喉,交贯冲脉。通足少阴肾经照海是也。阴维脉者维持诸阴之交,通手厥阴心包络经内关是也。任脉起于中极之下,循腹上至咽喉而终。冲脉起于气冲,并足少阴之经,挟脐上行,至胸中而散。带脉起于季肋,回身一周,如系带也。言此奇经五脉属阴,能治心腹胁肋在里之疾也。

[杨注] 阳跷脉,起于足跟中,循外踝,上入风池,通足太阳膀胱经,申脉是也。阳维脉者,维持诸阳之会,通手少阳三焦经,外关是也。督脉者,起于下极之俞,并于脊里,上行风府,过脑循额,至鼻入龈交,通手太阳小肠经,后溪是也。带脉起于季肋,回身一周,如系带然,通足少阳胆经,临泣是也。言此奇经四脉属阳,主治肩背腰腿在表之病。阴跷脉亦起于足跟中,循内踝,上行至咽喉,交贯冲脉,通足少阴肾经,照海是也。阴维脉者,维持诸阴之交,通手厥阴心包络经,内关是也。任脉起于中极之下,循腹上至咽喉,通手太阴肺经,列缺是也。冲脉起于气冲,并足少阴之经,挟脐上行,至胸中而散,通足太阴脾经,公孙是也。言此

奇经四脉属阴,能治心腹胁肋在里之疑。

[吴注]　此论八法孔穴,分主表里也。阳跷谓申脉,阳维谓外关,督脉谓后溪,阴跷谓照海,阴维谓内关,任为列缺,冲谓公孙,带谓临泣,此八法孔穴也。为针家一大法门,详在八法流注中细论之,阳跷、督脉主表,阴跷、阴维、任、冲主里,阳维、带脉主半表半里者也。

[评述]　本两句赋文各家所注,由于所据版本中前后两句"脉"与"带"字倒错,以致注文内容发生歧义。考之带脉其循行所过有足少阳经带脉、五枢、维道三穴,并下通于足少阳经的足临泣穴,故其经脉当属阳经。《玉龙》《大全》《六集》所据之本,将带脉归属阴脉,显属衍误。《大成》据《聚英》而做了订正,注文符合"窦公八法流注"原意,当属正宗。

[原文]　二陵、二跷、二交,似续而交五太;两间、两商、两井,相依而别①两肢。

[校勘]　① 别:《指南》《普济》《聚英》《大成》《逢源》均同,而《玉龙》《大全》《图翼》《六集》均作"列"。

[王注]　阳陵泉、阴陵泉,阳跷、阴跷,交信、交仪;五太者,相接太冲、太白、太溪、太渊、太陵。商丘、商阳,二间、三间,天井、肩井,相依乎手足四肢也。上下左右,前后内外,交平而百病可治也。

[徐、杨注]　二陵者,阴陵、阳陵也。二跷者,阴跷、阳跷也。二交者,阴交、阳交也。续,接续也。五大者,五体也,言此六穴,递相交接于两手两足并头也。两间者,二间、三间也。两商者,少商、商阳也。两井者,天井、肩井也。言此六穴,相依而分别于手之两肢也。

[吴注]　二陵,谓阴陵泉、阳陵泉。二跷,谓阴跷、阳跷。二交,谓三阳交(无此穴名)、三阴交。取此六穴者,以之相续于足而交乎五体也。两间,谓二间、三间。两商,谓少商、商阳。两井,谓天井、肩井。取此六穴者,以之相依而列于两手也。

[评述]　上列注文,王注五太,义有牵强。所列五太穴,分属足厥阴(太冲)、足太阴(太白)、足少阴(太溪)、手太阴(太渊)、手厥阴(大陵)五经,怎能与阳陵泉、阴陵泉、阳跷(申脉)、阴跷(照海)、交信、交仪六穴相续而交接,文意悖甚。徐、杨二家之注,清晰易明,当为正义。

[原文]　足见①取穴之法,必有分寸,先审自②意,次观肉分。

153

　　[校勘]　①足见：《指南》《玉龙》《聚英》均同，而《普济》《大成》《逢源》作"大抵"，《大全》作"另见"。②自：《指南》《玉龙》《聚英》《大成》《图翼》均同，而《六集》作"其"。

　　[王注]　取穴莫熟于分寸，详字意（"自意"当作"字意"）最紧。

　　[徐、杨注]　此言取量穴法，必以男女左右，中指与大指相屈如环，取内侧纹两角为一寸，各随长短大小取之，此乃同身之寸。先审病者是何病，属何经，用何穴，审于我意。次察病者瘦肥长短，大小肉分，骨节发际之间，量度以取之。

　　[评述]　此言取穴之法，必须按《灵枢·骨度》中所载"骨度分寸"进行，王注"自意"作"字意"，即告诫读者先深刻理解《灵枢》原文的文字意义，然后观察病者之瘦肥长短、骨肉发际之自然标志，而后可以定穴。徐、杨之注限于"同身寸"之法，似嫌过于狭义。

　　[原文]　或伸屈而得之，或平直而安定。

　　[徐、杨注]　伸屈者，如取环跳之穴，必须伸下足，屈上足以取之，乃得其穴。平直者，或平卧而取之，或正坐而取之，或直立而取之，自然安定，如承浆在唇下宛宛中之类也。

　　[评述]　此两句承上文，叙述取穴时必须采用适当的体位姿势，各使穴位易于显露，有些穴位需赖特殊的体位，如屈肘纹头取曲池，直立伸手于中指尽处取风市，即所谓"活动标志"是也。至于平直定穴，则头、面、胸、腹、背、腰等部皆宜。徐注已详，不复多议。

　　[原文]　在阳部筋骨之侧，陷下为真；在阴部郄腘之间，动脉相应。

　　[王注]　手背、足背、脊背，阳部在两筋之旁，以指按陷下者是穴。手心、脚底、肚腹，阴之分，在筋骨郄腘之间，以指下动脉应之是穴也。

　　[徐、杨注]　阳部者，诸阳之经也，如合谷、三里、阳陵泉等穴，必取挟骨侧指陷为真也。阴分者，诸阴之经也，如箕门、五里、太冲等穴（杨注作"如手心、脚内、肚腹等穴"），在屈心之间（杨注无此"五字"），必以动脉应指（杨注作"必以筋骨郄腘动脉应指"），乃始（杨注无"始"字）为真穴也。

　　[评述]　此两句亦承前文言取穴之法。阳部（伸侧及背侧）经脉都循行在筋骨浅薄之侧面，腧穴所在都有凹陷之处。阴部（屈侧及胸腹）经脉都循行于陷窝腘窝之中，腧穴分布处都有动脉应指而动。此所以言阴阳经脉腧穴所在处之特征。王、徐、杨三家之注宜互参。徐注所称"屈"，意即屈侧之郄腘窝中也。

［原文］　取五穴用一穴而必端；取三经用一经而可正。

［王注］　取五穴者，谓如阳经用甲、丙、戊、庚、壬时，取一时，分井、荥、输、经、合，五穴既定，然后取一穴，得时刺之。三经者，假令胆经受病，宜取肝经（原文有"拘关"二字，疑衍，故删），又取脾经，甲胆与乙脾为奇偶，三经只取一经。余同此例。

［徐、杨注］　此言取穴之法，必须点取五穴之中而用一穴，则可为端的矣。若用一经，必须取三经而正一经之是非也。

［评述］　此两句亦承继前文而言取穴之法，王注误为按时流注选穴，注文未能中的，兼文意简漏不明，读之甚难理解。细究之，所言为两种选穴法的选穴原则。前者为按值时天干选用值时经、值时穴法，如阳时逢甲、丙、戊、庚、壬五个阳干值时，必选用阳经五输穴。十二经脉与五输穴也各有所属的天甲，如甲胆、乙肝、丙小肠、丁心、戊胃、己脾、庚大肠、辛肺、壬膀胱、癸肾。三焦为阳气之父，寄于戊，心包为阴血之母，寄于己（子午流注说三焦寄于壬，心包寄于癸，此据王氏《玉龙经·夫妻配合原穴》说）。五输穴中阳经庚井、壬荥、甲输、丙经、戊合；阴经乙井、丁荥、己输、辛经、癸合。如逢甲时，当取（甲）胆经之（甲）输穴足临泣，乙时，当取（乙）肝经之（乙）井穴大敦，余仿此。即所谓"取五穴用一穴而必端"。所谓"取三经用一经而可正"者，王注认为十二经脉各有表里配偶的关系。如肺与大肠，脾与胃，心与小肠，肝与胆，肾与膀胱，心包与三焦等。还有夫妻配偶关系，如甲胆配己脾，乙肝配庚大肠，丙小肠配辛肺，丁心配壬膀胱，戊胃配癸肾。三焦、心包寄于戊、己。应用时任何一经有病，表里经、夫妻经中，任选一经，可以代用，如胆经有病，可取胆、肝、脾三经中的任一经穴位来治疗，即"表里夫妻经互用"原则。当然也可以二经或三经配用，即"表里配穴""夫妻配穴"或"表里夫妻混合配穴"。这种选穴方法，在元以后的医学文献中常可见到，多在按时选穴中应用。如高武的"六十六穴阴阳二经相合相生养子流注选穴法"（参见《针灸聚英》）即为前者。李梴的"相合相生夫妻表里六元逐日按时开穴法"（参见《医学入门》）即为后者。显然所注都是当时盛行的选穴方法。但"选穴法"究竟不同于"取穴法"。注未切中文意，犹如弦外之音，终非正调，故不足以取，所注当以徐、杨二氏为准。

［原文］　头部与肩部详分，督脉与任脉易定。

［王注］　此言经络需要精熟。督脉、任脉一阳一阴，在明师手指，不可造次。

［徐、杨注］ 头部与肩部，则穴繁多，但医者以自意详审大小、肥瘦而分之；督任二脉，直行背腹中，而有分寸，则易定也。

［评述］ 此两句亦承上文而论取穴者，所指头部与肩部穴多而难定。医者须详察而细分之；督脉与任脉循行于腹背正中，脊节与分寸明显，定穴当非难事。王公之注简而欠明，不若徐、杨之注清晰也。

［原文］ 明标与本，论刺深刺浅之经①。

［校勘］ ① 经：《指南》《玉龙》《大全》《大成》《聚英》均同，独《六集》作"宜"。

［王注］ 日法：寅、卯、辰，上为标；申、酉、戌，下为本。巳、午、未，上为标，亥、子、丑，下为本。故知标病大，本病轻浅也。

［徐注］ 标本者，非止一端也，有六经之标本，有天地阴阳之标本，有传病之标本。夫六经之标本者：足太阳之本在足跟上五寸，标在目也；足少阳之本在窍阴，标在耳也；足阳明之本在厉兑，标在人迎、颊、挟颃颡也；足太阴之本在中封前上四寸，标在背脾俞与舌本也；足少阴之本在内踝上三寸中，标在背肾俞与舌下两脉也；足厥阴之本在行间上五寸中所，标在背肝俞也；手太阳之本在手外踝后，标在命门（目）上一寸也；手少阳之本在小指、次指之间上一寸，标在耳后上角下外眦也；手阳明之本在肘骨中上别阳，标在额下合钳上也；手太阴之本在寸口之中，标在腋内动脉也；手少阴之本在锐骨之端，标在背心俞也；手厥阴之本在掌后两筋之间二寸中，标在胁下三寸也。此乃十二经之标本也（原作"十二之行取也"今据文理改）。

《经》云：病有标本，刺有逆从浅深之理。凡刺之方，必别阴阳，前后相应，逆从得施，标本相移。故曰：有其在标而求之于标，有其在本而求之于本；有其在本而求之于标，有其在标而求之于本。故治有取标而得者，有取本而得者，有逆取而得者，有从取而得者。故知逆从，正行无间，明知标本者，万举万当；不知标本者，是谓妄行。夫阴阳标本，逆从之道也。小而言大，一而知百。病之害，少而多，浅而薄，可以言一而知百也。以浅而知深，察近而知远，标本易言而世人识见无能及也。治反为逆，治得为从。先病而后逆者，先逆而后病者，先病而后生寒者，先热而后生病者，此五者俱治其本也。先热而后中满者，治其标，先病而后泄者，治其本。先泄而后生他病者，治其本，必且调之，乃治其他病。先病而后中满者，治其标；先中满而后烦心者治其本。大小便不利治其标，大小便利，治其本。大小便不利而生病者，治其本。病发而有余，本而标之，先治其本，后治其标。病发而不足，标而本之，先治其标，后治其本。又云：得病曰为本，传病曰为标也。浅深者，刺阳经必中荣，须浅而卧针无伤于卫也。刺阳分中卫，须深而立针，无损于荣也。此谓阴阳标本浅深之道也。

[杨注] 标本者，非止一端也，有六经之标本，有天地阴阳之标本，有病传之标本。以人身论之，则外为标，内为本；阳为标，阴为本；腑阳为标，脏阴为本；脏腑在内为本，经络在外为标也。六经之标本者：足太阳之本在足跟上五寸，标在目；足少阳之本在窍阴，标在耳之类也。更有人身之脏腑、阳气阴血、经络，各有标本。以病论之，先受病为本，后传病为标。凡治病者，先治其本，后治其标，余症皆除矣。谓如先生轻病，后滋生重病，亦先治其轻病也。若有中满，无问标本，先治中满为急。若中满、大小便不利，亦无标本，先利大小便，治中满尤急也。除此三者之外，皆治其本，不可不慎也。从前来者实邪，从后来者虚邪，此子能令母实，母能令子虚也。治法虚则补其母，实则泻其子。假令肝受心之邪，是从前来者，为实邪也，当泻其火。然直泻火，十二经络中各有金、木、水、火、土也，当木之本，分其火也。故标本论云：本而标之，先治其本，后治其标。既肝受火之邪，先于肝经五穴，泻荥火行间也。以药论：入肝经药为引，用泻心药为君也，是治实邪矣。又假令肝受肾邪，是为从后来者，为虚邪，当补其母。故标本论云：标而本之，先治其标，后治其本。肝木既受水邪，当先于肾经涌泉穴补木，是先治其标，后于肝经曲泉穴泻水，是后治其本。此先治其标者，推其至理，亦是先治其本也。以药论之，入肾经药为引，用补肝经药为君，是也。以得病之日为本，传病之日为标，亦是。

[吴注] 病有标本，必明何者为标，何者为本。急则治其标，缓则治其本。又诸经气血，为病不同，四时肥瘠，浅深亦异。病在气分及形瘠者，宜刺浅；病在阴分及形肥者，宜刺深。

[评述] 本句赋文示须先明标与本的关系后，才能讨论宜于深刺或浅刺之经脉或经穴。故标本必须与刺深刺浅相关。吴、徐、杨三家之注均未紧扣赋文之义。赋文既称"刺深刺浅之经"，经脉或经穴均在人体之上，故当指人体之标本而言。王注以时辰之标本而释病之大小深浅，意有牵强。徐注前段以六经标本来解释，虽切中经脉，但未点明深浅之宜，后段以《素问·标本病传论篇》文来解释，也不切题。至于阴阳浅深与荣卫关系，本于《难经·七十一难》。然刺阳中荣无伤卫，刺阴中卫无损荣之说，恰与原文之义相反，恐有误刻。杨注本于徐注，有所增删，但所引《标本病传论篇》原文也多有衍误，较之徐注瑕疵更多。吴注改"经"

字为"宜",跳出经络穴位之框架,而释为气血肥瘠与深浅之宜,虽未尽合赋文原意,但能自圆其说。考之本句赋文标本之意,徐注六经标本之论为是,盖指十二经之标本。论出《灵枢·卫气》,原文云:"凡候此者,下虚则厥,下盛则热;上虚则眩,上盛则热痛。故石(实)者绝而止之,虚者引而起之。"从徐注中可以窥见十二经之标部均在躯干,其中阳经均止于头面,阴经均止于背膺;本部均在四肢肘膝以下。故凡标虚者,必头目眩晕,标实者必头胀昏痛,本虚者,多四肢厥冷,本实者,多四肢灼热。标在头面者,皮肉浅薄宜浅刺;本在四肢肌肉深厚可深针。虚者宜补宜温针,实者宜泻宜出血。赋文之意,其在此乎。

[原文]　住痛移疼,取相交相贯之迳①。

[校勘]　① 迳:《指南》《玉龙》《聚英》《大成》《大全》《图翼》均同,而《六集》作"径"。

[王注]　交贯之路,谓阴交阳会,走经去络,配合之处也,皆可互标而刺之。

[徐、杨注]　此言用针之法,有住痛移疼之功者,必先以针左行左转,易得九数,复以(杨注"以"下有"针"字)右行右转,而得六数,此乃阴阳交贯之道也。经脉亦有交贯,如太阴肺之列缺,交于阳明大肠之路;阳明胃之丰隆别(杨注无"别"字)走于太阴脾经,此之谓(杨注"谓"作"类")也。

[吴注]　经脉直行者,有左右相交;络脉别者,为表里相贯。针家住痛移疼,取此交贯孔穴而已。迳,路之小而捷者,指络脉而言。

[评述]　迳者络也,吴注释义已尽,徐、杨之注更加龙虎交战手法,亦无不可,不复另议。

[原文]　岂不闻脏腑病,而求门、海、俞、募之微①。

[校勘]　① 微:《指南》《玉龙》《聚英》《大成》《六集》均同,而《大全》作"类"。

[王注]　门、海出入之道,俞、募终始之处。五脏各有俞、募。

[徐、杨注]　门、海者,如章门、气海之类也;俞者,五脏六腑之俞也,俱在背部两行中;募者,脏腑之募,肺募中府、心募巨阙、胃募中脘、肝募期门、胆募日月、脾募章门、肾募京门、大肠募天枢、小肠募关元(杨注下有"三焦募石门,膀胱募中极"),但三焦、包络、膀胱无募矣(杨注无此句)。此言五脏六腑之有病,必取此门、海、俞、募之穴而刺之(杨注无"穴而刺之"四字),最微妙矣。

[吴注]　门,谓五门,十二经之井、荥、输、经、合也。谓之门者,以本经之气由之出入也。海,谓四海,髓海、气海、血海、水谷之海也。谓之海者,以其涵蓄者

大也。胃为水谷之海,其输上在气街,下在三里。冲脉为十二经之海,其输上在大杼,下出巨虚之上下廉。膻中为气之海,其输上在柱骨之上下,前在人迎。脑为髓之海,其输上在于其盖,下在风府。俞为肺俞、包络俞(即厥阴俞)、心俞、肝俞、胆俞、脾俞、胃俞、三焦俞、肾俞、大肠俞、小肠俞、膀胱俞。谓之俞者,脏腑之气于此转输也。募谓肺募中府、心募巨阙、肝募期门、脾募章门、肾募京门、胃募中脘、胆募日月、大肠募天枢、小肠募关元、三焦募石门、膀胱募中极。谓之募者,脏腑之气于此召募也。以上门、海、俞、募之微,凡脏病宜求之。

[评述] 本句注家以吴崑所述最详,所注"门""海"之义均有所本,宜于师法。唯缺心包募膻中(一说为"天池"),当补充之。

[原文] 经络滞而求原、别、交、会之道。

[王注] 阴俞阴,谓之交;阳原阳,谓之会。

[徐、杨注] 原者,十二经之原也。别,阳别也。交,阴交也。会,八会也。夫十二经原者,胆原丘墟、肝原太冲、小肠原腕骨、心原神门、胃原冲阳、脾原太白、大肠原合谷、肺原太渊、膀胱原京骨、肾原太溪、三焦原阳池、包络原大陵。八会者,血会膈俞、气会膻中、脉会太渊、筋会阳陵泉、骨会大杼、髓会绝骨、脏会章门、腑会中脘也。此言经络血气凝结不通者,必取此原、别、交、会之穴而刺之。

[吴注] 原,谓十二经之原,三焦之气所游行者也。肺之原太渊、包络之原大陵、肝之原太冲、脾之原太白、肾之原太溪、心之原兑骨(即神门也)、胆之原丘墟、胃之原冲阳、三焦之原阳池、膀胱之原京骨、大肠之原合谷、小肠之原腕骨。五脏无原,以俞为原也。别,谓十二经别走之络,为阴阳表里往来之关也。手太阴别走阳明者为列缺,手阳明别走太阴者为偏历,手少阴别走太阳者为通里,手太阳别走少阴者为支正,手厥阴别走少阳者为内关,手少阳别走厥阴者为外关,足太阳别走少阴者为飞扬,足少阴别走太阳者为大钟,足阳明别走太阴者为丰隆,足太阴别走阳明者为公孙,又为漏谷(按:《甲乙》云足太阴络),足少阳别走厥阴者为光明,足厥阴别走少阳者为蠡沟。交,谓两脉交贯也,左右相交,如人中、承浆;前后相交,如阳交、(三)阴交是也。会者,谓二经、三经、四经、五经共会一穴也。今详考之,在头部者……(16 穴),在面部者……(12 穴),在耳部前后者……(6 穴),在颈部者……(1 穴),在肩部者……(6 穴),在胸部者……(1 穴),在腋肋者……(1 穴),在腹部者……(29 穴),在背部者……(4 穴),在手部者……(2 穴),在足部者……(4 穴)(上列各部交会穴名均略,请详参附表 3)。

以上诸经原、别、交、会之道，凡经络壅滞不得流通者，皆所当求也。

[评述] 本句注文，亦以吴注为是。王注晦而不明，徐、杨之注将会穴误作八会穴，且别穴亦未注明，为之逊色。吴注所列别穴，缺任脉之别为尾翳（鸠尾），散于腹，联络腹部诸阴经；督脉之别为长强，散头上，别走太阳；脾之大络为大包，布胸胁，总统阴阳诸络，应予补充。各家之载述不同，故亦有差异，为使读者了解其全貌，特查证主要文献，编制"十四经经脉交会腧穴表"（附表3），以供参考。

[原文] 更穷四根、三结，依标本而刺无不痊。

[王注] 《素问》云（按：下注六经根结，首见《灵枢·根结》，《素问·阴阳离合论篇》中仅有六经之根，六经之结仅有太阳一经）：太阳根于至阴，结于命门；阳明根于厉兑，结于颡颥（《灵枢》原为"颡大"，《甲乙》作"颡颥"）；少阳根于窍阴，结于窗笼；太阴根于隐白，结于太仓；少阴根于涌泉，结于廉泉；厥阴根于大敦，结于玉英。此谓三结四根。有足太阳根于复溜（《灵枢》原为"至阴"），溜于京骨，注于昆仑，入于天柱、飞扬也；足少阳根于窍阴，溜于丘墟，注于阳辅，入于光明、天容（马莳云：当作"天冲"）也；足阳明根于厉兑，溜于冲阳，注于下陵（足三里），入于人迎、丰隆也；手太阳根于少泽，溜于阳谷，注于少海，入于天窗、支正也；手少阳根于关冲，溜于阳池，注于支沟，入于天牖、外关也；手阳明根于商阳，溜于合谷，注于阳溪，入于天突（《灵枢》为扶突）、偏历也；手太阴根于少商，溜于太渊，注于列缺，入于迎香（迎香为手阳明穴，疑为"中府"之误）；手少阴根于少冲，溜于神门，注于通里，入于极泉；手厥阴根于中冲，溜于大陵，注于内关，入于天池、郄门也（按《素问》此篇不载后一段）。

[徐、杨注] 根结者，十二经之根结也。《灵枢》云：太阴根于隐白，结于大包（据《灵枢·根结》"大包"应为"大仓"）也；少阴根于涌泉，结于廉泉也；厥阴根于大敦，结于玉堂也；太阳根于至阴，结于目也；阳明根于厉兑，结于钳耳也；少阳根于窍阴，结于耳也；手太阳根于少泽，结于天窗、支正也；手少阳根于关冲，结于天牖、外关也；手阳明根于商阳，结于扶突、偏历也。手三阴之经未载，不敢强注。又云：四根者，耳根、鼻根、乳根、脚根也。三结者，胸结、肢结、便结也。此言能究根结之理，依上文标本之法而刺之，则疾无不愈也。

[吴注] 诸经根于四末，谓之四根；结于面部、胸部、腹部，谓之三结。先病者为本，后病者为标。既穷根结标本，则病部之巢穴蹊径，皆在目矣，治之有不痊者乎。

附表 3　十四经经脉交会腧穴表

经属 / 交会经 / 交会穴	(晋)《甲乙经》(公元282年)*	(唐)《外台秘要》(公元752年)*	(宋)《铜人腧穴针灸图经》(1026年)*	(明)《针灸大成》(1601年)**	(明)《针方六集》(1618年)**	备注
手太阴 (一穴) 中府	手太阴之会	手太阴之会(列入足太阴)	足太阴之会	手足太阴之会		《素问·气府论篇》王注作:"手足太阴之会。"
手阳明 (四穴) 臂臑	手阳明络之会	手阳明络之会	手阳明络	手阳明络,手足太阴,阳维之会	手阳明络之会	《大成》据《聚英》而来
手阳明 (四穴) 肩髃	手阳明,跷脉之会	手阳明,跷脉之会	手阳明,跷脉之会	手阳明,阳跷之会	手阳明,阳跷之会	《聚英》作:"足少阳,阳跷之会。"
手阳明 (四穴) 巨骨	手阳明,跷脉之会	手阳明,跷脉之会	手阳明,跷脉之会	手阳明,阳跷之会	手阳明,阳跷之会	
手阳明 (四穴) 迎香	手足阳明之会	手足阳明之会	手足阳明之会	手足阳明之会	手足阳明之会	
足阳明 (七穴) 承泣	阳跷,任脉,足阳明之会	阳跷,任脉,足阳明之会	阳跷,任脉,足阳明之会	阳跷,任脉,足阳明之会	阳跷,任脉,足阳明之会	
足阳明 (七穴) 巨髎	跷脉,足阳明之会	跷脉,足阳明之会	跷脉,足阳明之会	手足阳明,阳跷之会	阳跷,足阳明之会	
足阳明 (七穴) 地仓	跷脉,手足阳明之会	跷脉,手足阳明之会	跷脉,手足阳明之会	手足阳明,阳跷脉之会	阳跷,手、足阳明之会	
足阳明 (七穴) 下关	足阳明,少阳之会		足阳明,少阳之会	足阳明,少阳之会	足阳明,少阳之会	

文献 交会经穴 经属	《甲乙经》（晋）（公元282年）*	《外台秘要》（唐）（公元752年）*	《铜人腧穴针灸图经》（宋）（1026年）*	《针灸大成》（明）（1601年）*	《针方六集》（明）（1618年）**	备 注
足阳明（七穴） 头维	足少阳、阳维之会		足少阳、阳明之会	足少阳、阳明之会	足少阳、阳维之会	
足阳明（七穴） 人迎				足阳明、少阳之会		《大成》据《聚英》而来
足阳明（七穴） 气冲				冲脉所起		
足太阴（五穴） 三阴交	足太阴、厥阴、少阴之会	足太阴、厥阴、少阴之会	足太阴、厥阴、少阴之会	足太阴、足厥阴、少阴之会	足太阴、厥阴、少阴之会	
足太阴（五穴） 冲门	足太阴、厥阴之会	足太阴、厥阴之会	足太阴、厥阴之会		足太阴、厥阴之会	
足太阴（五穴） 府舍	太阴郄，三阴阳明之别	足太阴、阴维、厥阴之会	足太阴、阴维、厥阴之会	足太阴、厥阴、阴维之会	足太阴、阴维、厥阴之会	
足太阴（五穴） 大横	足太阴、阴维之会	足太阴、阴维之会	足太阴、阴维之会	足太阴、阴维之会	足太阴、阴维之会	
足太阴（五穴） 腹哀	足太阴、阴维之会	足太阴、阴维之会	足太阴、阴维之会	足太阴、阴维之会	足太阴、阴维之会	
手太阳（四穴） 臑俞	手太阳、阳维、跷脉之会	手足太阳、阳维、跷脉之会	手足太阳、阳维、跷脉之会	手太阳、阳维、阳跷三脉之会	手太阳、阳维、阳跷之会	

经属 \ 文献 \ 交会穴 交会经穴	（晋）《甲乙经》（公元282年）*	（唐）《外台秘要》（公元752年）*	（宋）《铜人腧穴针灸图经》（1026年）*	（明）《针灸大成》（1601年）*	（明）《针方六集》（1618年）**	备注
手太阳（四穴） 秉风	手阳明、太阳,手足少阳之会	手阳明、太阳,手足少阳之会	手阳明、太阳,手足少阳之会	手阳明、太阳,手足少阳之会	手阳明、太阳,手足少阳之会	
手太阳（四穴） 颧髎	手少阳、太阳之会	手少阳、太阳之会	手少阳、太阳之会	手少阳、太阳之会	手少阳、太阳之会	
手太阳（四穴） 听宫	手足少阳、手太阳之会	手足少阳、手太阳之会	手足少阳、手太阳之会	手足少阳、手太阳之会	手足少阳、手太阳之会	
足太阳（十一穴） 睛明	手足太阳、足阳明之会	手足太阳、阳明之会	手足太阳、少阳、足阳明之会	手足太阳、足阳明、阴跷、阳跷之会	手足太阳、足阳明之会	《大成》据《素问·气府论篇》王注而来
足太阳（十一穴） 大杼	足太阳、手太阳之会	足太阳、手少阳之会	足太阳、少阳之会	督脉别络,手足太阳、少阳之会	手足太阳之会	《大成》本《聚英》
足太阳（十一穴） 风门	督脉、足太阳之会	督脉、足太阳之会	督脉、足太阳之会		督脉、足太阳之会	
足太阳（十一穴） 上髎	足太阳、少阳之络	足太阳、少阳之络	足太阳、少阳之络	足太阳、少阳之络		
足太阳（十一穴） 中髎		厥阴所结	厥阴、少阳所结	足厥阴、少阳之会		
足太阳（十一穴） 下髎			足太阳、厥阴所结			

经属	交会穴	《甲乙经》(晋)(公元282年)*	《外台秘要》(唐)(公元752年)*	《铜人腧穴针灸图经》(宋)(1026年)*	《针灸大成》(明)(1601年)*	《针方六集》(明)(1618年)**	备注
足太阳（十一穴）	附分	足太阳之会	手足太阳之会	手足太阳之会	手足太阳之会	手足太阳之会	
足太阳（十一穴）	跗阳	阳跷之郄	足阴跷之郄	阳跷之郄	阳跷脉郄		
足太阳（十一穴）	申脉	阳跷所生也	阳跷脉所出也	阳跷脉所出生	阳跷脉所生		
足太阳（十一穴）	仆参		足太阳、阳跷脉所会		阳跷之本		
足太阳（十一穴）	金门	阳维所别属也		阳维所别属也	阳维别属		
足少阴（十四穴）	照海	阴跷脉所生	阴跷脉所生	阴跷脉所生	阴跷脉所生		
足少阴（十四穴）	交信	阴跷之郄	足阴跷之郄	足阴跷之郄	阴跷脉之郄		
足少阴（十四穴）	筑宾	阴维之郄			阴维之郄		
足少阴（十四穴）	大赫	冲脉、足少阴之会	冲脉、足少阴之会	冲脉、足少阴之会	冲脉、足少阴之会	冲脉、足少阴之会	

文献 交会经 交会穴	经属	(晋) 《甲乙经》 (公元282年)*	(唐) 《外台秘要》 (公元752年)*	(宋) 《铜人腧穴 针灸图经》 (1026年)*	(明) 《针灸大成》 (1601年)*	(明) 《针方六集》** (1618年)*	备注
横骨	足少阴 (十四穴)	冲脉、足少阴之会	冲脉、足少阴之会			冲脉、足少阴之会	
气穴	足少阴 (十四穴)	冲脉、足少阴之会	冲脉、足少阴之会	冲脉、足少阴之会	冲脉、足少阴之会	冲脉、足少阴之会	
四满	足少阴 (十四穴)	冲脉、足少阴之会	冲脉、足少阴之会	冲脉、足少阴之会	冲脉、足少阴之会	冲脉、足少阴之会	
中注	足少阴 (十四穴)	冲脉、足少阴之会	冲脉、足少阴之会	冲脉、足少阴之会	冲脉、足少阴之会	冲脉、足少阴之会	
肓俞	足少阴 (十四穴)	冲脉、足少阴之会	冲脉、足少阴之会	冲脉、足少阴之会	冲脉、足少阴之会	冲脉、足少阴之会	
商曲	足少阴 (十四穴)	冲脉、足少阴之会	冲脉、足少阴之会	冲脉、足少阴之会	冲脉、足少阴之会	冲脉、足少阴之会	
石关	足少阴 (十四穴)	冲脉、足少阴之会	冲脉、足少阴之会	冲脉、足少阴之会	冲脉、足少阴之会	冲脉、足少阴之会	
阴都	足少阴 (十四穴)	冲脉、足少阴之会	冲脉、足少阴之会	冲脉、足少阴之会	冲脉、足少阴之会	冲脉、足少阴之会	
腹通谷	足少阴 (十四穴)	冲脉、足少阴之会	冲脉、足少阴之会	冲脉、足少阴之会	冲脉、足少阴之会	冲脉、足少阴之会	

165

续表

经属	交会穴	(晋)《甲乙经》(公元282年)*	(唐)《外台秘要》(公元752年)*	(宋)《铜人腧穴针灸图经》(1026年)*	(明)《针灸大成》(1601年)*	(明)《针方六集》(1618年)**	备注
足少阴(十四穴)	幽门	冲脉、足少阴之会	冲脉、足少阴之会	冲脉、足少阴之会	冲脉、足少阴之会	冲脉、足少阴之会	
手厥阴(一穴)	天池	手厥阴、足少阳之会	手厥阴、足少阳之会	手心主、足少阳之会	手足厥阴、少阳之会	手厥阴、足少阳之会	《大成》本《聚英》而来
手少阳(五穴)	臑会	手阳明之络	手阳明之络	手阳明之络	手少阳、阳维之会	手少阳、阳维之会	《大成》本自《聚英》
手少阳(五穴)	天髎	手少阳、阳维之会	足少阳、阳维之会	手少阳、阳维之会	手足少阳、阳维之会	手少阳、阳维之会	《大成》本自《素问·气府论篇》王注
手少阳(五穴)	翳风	手足少阳之会	手足少阳之会	手足少阳之会	手足少阳之会	手足少阳之会	
手少阳(五穴)	角孙	手足少阳、手阳明	手足少阳之会	手足少阳之会	手太阳、手足少阳之会	手足少阳、手阳明之会	《太平圣惠方》"手阳明"作"手太阳";《大成》本《聚英》
手少阳(五穴)	耳和髎	手足少阳、手太阳之会	手足少阳之会		手足少阳、手太阳之会	手足少阳、手太阳之会	
足少阳(廿七穴)	瞳子髎	手太阳、手足少阳之会	手足少阳之会	手太阳、手足少阳之会	手太阳、手足少阳之会	手太阳、足少阳之会	
足少阳(廿七穴)	上关	手少阳、足阳明之会		足阳明、少阳之会	手足少阳、阳明之会	手少阳、足阳明之会	《大成》本自《聚英》

经属 / 交会经 / 交会穴	(晋)《甲乙经》(公元282年)*	(唐)《外台秘要》(公元752年)*	(宋)《铜人腧穴针灸图经》(1026年)*	(明)《针灸大成》(1601年)*	(明)《针方六集》(1618年)**	备注
足少阳(廿七穴) 颔厌	手少阳、足阳明之会	足少阳,阳明之会	手足少阳,阳明之会	手足少阳,阳明之会	手少阳,足阳明之会	《铜人》本自《素问·气府论篇》王注
足少阳(廿七穴) 悬颅				手足少阳,阳明之会	手足少阳,阳明之会	《大成》本《聚英》而来
足少阳(廿七穴) 悬厘	手足少阳,阳明之会	手足少阳,阳明之会	手足少阳,阳明之会	手足少阳,阳明之会	手足少阳,阳明之会	
足少阳(廿七穴) 曲鬓	足太阳,少阳之会	足太阳,少阳之会	足太阳,少阳之会	足太阳,少阳之会	足太阳,少阳之会	
足少阳(廿七穴) 率谷	足太阳,少阳之会	足太阳,少阳之会	足太阳,少阳之会	足太阳,少阳之会	足太阳,少阳之会	
足少阳(廿七穴) 天冲				足太阳,少阳之会		《大成》据《聚英》而来
足少阳(廿七穴) 浮白	足太阳,少阳之会	足太阳,少阳之会	足太阳,少阳之会	足太阳,少阳之会	足太阳,少阳之会	
足少阳(廿七穴) 头窍阴	足太阳,少阳之会	手足太阳,少阳之会	足太阳,手足少阳之会	足太阳,手足少阳之会	足太阳,少阳之会	《大成》本自《聚英》
足少阳(廿七穴) 完骨	足太阳,少阳之会	足太阳,少阳之会	足太阳,少阳之会	足太阳,少阳之会		足太阳,少阳之会

古《赋歌集注评述》

167

续　表

经属	交会经 交会穴	（晋）《甲乙经》（公元282年）*	（唐）《外台秘要》（公元752年）*	（宋）《铜人腧穴针灸图经》（1026年）*	（明）《针灸大成》（1601年）*	（明）《针方六集》（1618年）**	备　注
足少阳（廿七穴）	本神	足少阳、阳维之会	足少阳、阳维之会	足少阳、阳维之会	足少阳、阳维之会	足少阳、阳维之会	
足少阳（廿七穴）	阳白	足少阳、阳维之会	足少阳、阳维之会	手足阳明、少阳、阳维五脉之会	足少阳、阳维之会		
足少阳（廿七穴）	头临泣	足太阳、少阳、阳维之会	足太阳、少阳之会	足太阳、少阳阳维之会	足少阳、太阳、阳维之会	足太阳、少阳、阳维之会	
足少阳（廿七穴）	目窗	足少阳、阳维之会	足少阳、阳维之会	足少阳、阳维之会	足少阳、阳维之会	足少阳、阳维之会	
足少阳（廿七穴）	正营	足少阳、阳维之会	足少阳、阳维之会	足少阳、阳维之会	足少阳、阳维之会	足少阳、阳维之会	
足少阳（廿七穴）	承灵	足少阳、阳维之会	足少阳、阳维之会	足少阳、阳维之会	足少阳、阳维之会	足少阳、阳维之会	
足少阳（廿七穴）	脑空	足少阳、阳维之会	足少阳、阳维之会	足少阳、阳维之会	足少阳、阳维之会	足少阳、阳维之会	
足少阳（廿七穴）	风池	足少阳、阳维之会	足少阳、阳维之会	足少阳、阳维之会	手足少阳、阳维之会	足少阳、阳维之会	《大成》本自《聚英》
足少阳（廿七穴）	肩井	手少阳、阳维之会	手足少阳、阳维之会	手足少阳、阳维之会	手足少阳、足阳明、阳维之会	足少阳、阳维之会	《大成》本自《聚英》

经属 交会经 交会穴 文献		《甲乙经》(晋)(公元282年)*	《外台秘要》(唐)(公元752年)*	《铜人腧穴针灸图经》(宋)(1026年)*	《针灸大成》(明)(1601年)*	《针方六集》(明)(1618年)**	备注
足少阳(廿七穴)	日月	足少阴、少阳之会	(列足太阴经)	足太阴、少阳、阳维之会	足太阴、少阳、阳维之会	足太阴、少阳之会	
足少阳(廿七穴)	环跳				足太阴、少阳之会		《大成》本自《聚英》,出《素问·气穴论篇》王注
足少阳(廿七穴)	带脉				足少阳、带脉之会		《大成》本自《聚英》,出《素问·气府论篇》王注
足少阳(廿七穴)	五枢				足少阳、带脉之会		同上
足少阳(廿七穴)	维道	足少阳、带脉之会	足少阳、带脉之会	足少阳、带脉之会	足少阳、带脉之会	足少阳、带脉之会	
足少阳(廿七穴)	居髎	阴跷、足少阳之会	阴跷、足少阳之会	阴跷、足少阳之会	阴跷、足少阳之会	阴跷、足少阳之会	
足少阳(廿七穴)	阳交	阳维之郄	阳维之郄	阳维郄	阳维之郄		
足厥阴(二穴)	章门	足厥阴、少阳之会	足厥阴、少阳之会	足厥阴、少阳之会	足厥阴、少阳之会	足厥阴、少阳之会	

经属\交会经\交会穴\文献	《甲乙经》(晋)(公元282年)*	《外台秘要》(唐)(公元752年)*	《铜人腧穴针灸图经》(宋)(1026年)*	《针灸大成》(明)(1601年)*	《针方六集》(明)(1618年)**	备注
足厥阴(二穴) 期门	足太阴、厥阴、阴维之会	足太阴、厥阴、阴维之会	足太阴、厥阴、阴维之会	足太阴、厥阴、阴维之会	足太阴、厥阴、阴维之会	
任脉(十二穴) 承浆	足阳明、任脉之会	足阳明、任脉之会	足阳明、任脉之会	任、督、手足阳明之会	足阳明、任脉之会	
任脉(十二穴) 廉泉	阴维、任脉之会	阴维、任脉之会	阴维、任脉之会	阴维、任脉之会	阴维、任脉之会	
任脉(十二穴) 天突	阴维、任脉之会	阴维、任脉之会	阴维、任脉之会	阴维、任脉之会	阴维、任脉之会	
任脉(十二穴) 膻中				足太阴、少阴、手太阳、少阳、任脉之会		
任脉(十二穴) 上脘	任脉、足阳明、手太阳之会	任脉、足阳明、手太阳之会	任脉、足阳明、手太阳之会	任脉、足阳明、手太阳之会	任脉、足阳明、手太阳之会	
任脉(十二穴) 中脘	手太阴、少阳、足阳明所生，任脉气所发	手太阴、少阳、足阳明所生，任脉之会	手太阴、少阳、足阳明所生，任脉之会	手太阳、少阳、足阳明，任脉之会	手太阳、少阳、足阳明之会	
任脉(十二穴) 下脘	足太阴、任脉之会	太阴、任脉之会	太阴、任脉之会	太阴、任脉之会	足太阴、任脉之会	

经属 交会穴	(晋)《甲乙经》(公元282年)*	(唐)《外台秘要》(公元752年)*	(宋)《铜人腧穴针灸图经》(1026年)*	(明)《针灸大成》(1601年)*	(明)《针方六集》(1618年)**	备注
任脉(十二穴) 阴交	任脉,气冲之会*	任脉,冲脉,少阴之会		任脉,冲脉,少阴之会	任脉,冲脉之会	*气冲当是冲脉之误
任脉(十二穴) 关元	足三阴,任脉之会	足三阴,任脉之会	足三阴,任脉之交会	足三阴,任脉之交会	足三阴,任脉之会	
任脉(十二穴) 中极	足三阴,任脉之会	足三阴,任脉之会	足三阴,任脉之会	足三阴,任脉之会	足三阴,任脉之会	
任脉(十二穴) 曲骨	任脉,足厥阴之会	任脉,足厥阴之会	任脉,足厥阴之会	任脉,足厥阴之会	足厥阴,任脉之会	
任脉(十二穴) 会阴	任脉别络,挟督脉,冲脉之会	任脉别络,挟督脉,冲脉之会	任脉别络,挟督脉,冲脉之会	任,督,冲三脉所起	任脉别络,督脉,冲脉之会	
督脉(十穴) 水沟	督脉,手足阳明之会	督脉,手阳明之会	督脉,手阳明之会	督脉,手足阳明之会	督脉,手足阳明之会	
督脉(十穴) 龈交				任,督,足阳明之会		《大成》本自《聚英》
督脉(十穴) 神庭	督脉,足太阳,阳明之会	督脉,足太阳,阳明之会	督脉,足太阳,阳明之会	足太阳,督脉之会	督脉,足太阳,少阳之会	《大成》本自《聚英》

续 表

经属	交会穴	(晋)《甲乙经》(公元282年)*	(唐)《外台秘要》(公元752年)*	(宋)《铜人腧穴针灸图经》(1026年)*	(明)《针灸大成》(1601年)*	(明)《针方六集》(1618年)**·*	备注
督脉(十六穴)	百会	督脉、足太阳之会	督脉、足太阳之会	督脉、足太阳之会	手足三阳、督脉之会	督脉、足太阳之会	《大成》本自《聚英》
督脉(十六穴)	脑户	督脉、足太阳之会	督脉、足太阳之会	督脉、足太阳之会	督脉、足太阳之会	督脉、足太阳之会	
督脉(十六穴)	风府	督脉、阳维之会	督脉、阳维之会	督脉、阳维之会	足太阳、督脉、阳维之会	督脉、阳维之会	《大成》本自《聚英》
督脉(十六穴)	哑门	督脉、阳维之会	督脉、阳维之会	督脉、阳维之会	督脉、阳维之会		
督脉(十六穴)	大椎	三阳、督脉之会	三阳、督脉之会	手足三阳、督脉之会	手足三阳、督脉之会		
督脉(十六穴)	陶道	督脉、足太阳之会	督脉、足太阳之会	督脉、足太阳之会	足太阳、督脉之会		
督脉(十六穴)	长强	少阴所结	少阴所结	足少阴、少阳之所结会	足少阴、少阳之会		

注：*为该书刊行之公元年代；**《针方六集》所载交会穴，引自本赋注文。

[评述] 本句赋文四根三结之义，吴注为是。王注避而不谈，徐、杨之注义亦牵强。根结之义，原载《灵枢·根结》，各家之注均是。唯《灵枢》仅载足六经之根结，未及手经。而王、徐、杨三家注文，强将手足三阳根、溜、注、入穴渗入，于原义未尽相合，而王注更擅加手三阴根结，是画蛇而添足者也，未可轻信。标本之义，各家之注均未与根结相联系，故注文皆未切题。盖十二经之标本（详赋文"明标与本，论刺深刺浅之经"之注文），其本部均在四肢肘膝以下，标部均在头面胸背，此与足六经之根结，其根在四肢之末端、结在头面胸腹，有类同之处。清代医家张志聪说："根者，经气相合而始生；结者，经气相将而归结。""根结者，六气合六经之本标也。"至于根结、标本的意义，《灵枢·根结》中论："奇邪离经，不可胜数，不知根结……不可复取。"《卫气》中也说："能知六经标本者，可以无惑于天下。"窦公之文意本于此。

[原文] 但用八法、五门，分主客而刺无不效。

[王注] 用针八法者，迎随一也，转针二也，指法三也，针头四也，虚实五也，阴阳六也，提按七也，呼吸八也，补虚泻实损益在此八法。五门者，井、荥、输、经、合也。春刺井，夏刺荥，秋刺经，冬刺合，四季刺输穴。五门一月一同，一日亦有五门，同年辰例。客者，邪也；主者，主气也。知之者，刺之无有不效。

[徐注] 八法者，奇经八脉也。公孙冲脉胃心胸，内关阴维下总同；临泣胆经连带脉，阳维目锐外关逢；后溪督脉内眦颈，申脉阳跷络亦通；列缺任脉行肺系，阴跷照海膈喉咙。五门者，天干配合，分于五也。甲与己合，乙与庚合，丙与辛合，丁与壬合，戊与癸合也。主客者，公孙主内关客也，临泣主外关客也，后溪主申脉客也，列缺主照海客也。此言若用八法，必以五门推时取穴，先主后客，而无不效也。详载于后。

[杨注] 针之八法：一迎随、二转针、三手指、四针投（按"投"疑"头"之误）、五虚实、六动摇、七提按、八呼吸。身之八法：奇经八脉，公孙、冲脉、胃心胸，八句是也。五门者，天干配合，分于五也。甲与己合，乙与庚合之类是也。主客者，公孙主，内关客之类是也。或以井、荥、输、经、合为五门，以邪气为宾客，正气为主人。先用八法，必以五门推时取穴，先主后客，而无不效之理。

[吴注] 八法，公孙、内关、临泣、外关、后溪、串脉、列缺、照海八穴之法。五门，井、荥、输、经、合五者，经气所出入，若门户焉，故曰五门。主客无定位，但当经孔穴谓之主，配合兼施孔穴谓之客。八法故有主客，五门有母子先后，亦主客

173

也。例之汤液,类有君、臣、佐、使之制乎。尝见一注云:八法者,循而扪之,切而散之,推而按之,弹而怒之,抓而下之,通而取之,动而伸之,推而内之,谓之八法。然此八句虽是经言,乃术之粗者。窦公所指八法,开针家一大法门,能统摄诸病,简易精纯,岂若是之粗陋哉? 噫! 道之不明也久矣。

[评述]　此言八脉交会八穴是也。上列诸家之注,王注八法,离赋文之意甚远,悖逆殊甚。五门虽尚能切中文意,但其主客之用不明。徐注虽五门之意未达尽,但也尚能切中窦公原意,可作参考。杨注为综王、徐二家而成,杂而寡要,未能逸出徐注之上。吴注对八法、五门之意虽均切中题意,逸出诸家之上,但对五门主客之用意犹未达,未免逊色。盖五门穴主客配合者,亦夫妻表里之用也。考之金代洁古学派,有"对刺"之法,称"阴阳荣输而不同,有配之法,名曰对刺"(见《济生拔粹》)。其法表里经之同名五输穴可以配合互用,其理亦基于天干五门十变夫妻相配之理。列表(附表4)如下。

附表4　阴阳经五输穴配天干五门夫妻表

阳经(夫)	庚金	壬水	甲木	丙火	戊土
五输穴	井	荥	输	经	合
阴经(妻)	乙木	丁火	己土	辛金	癸水

上列五门表里夫妻穴可以配伍同用,以病经穴为主,表里经夫妻穴为客。

[原文]　八脉始终连八会,本是纪纲。

[王注]　八脉者,奇经也,有督脉、任脉、冲脉、带脉、阴维、阳维、阴跷、阳跷,是为八脉也。八会者,腑会中脘、脏会章门、筋会阳陵泉、髓会阳辅(《难经》作"绝骨",此本滑寿所注)、血会膈俞、骨会大杼、脉会太渊、气会膻中。此八穴连通八脉,相辅而用。

[徐注]　八脉者,即奇经也,注见上文。八会者,气、血、脉、筋、骨、髓、脏、腑之会也,亦注见前。纪纲者,如网之有纲也。此言奇经八脉起止,连及八会,本是人身经脉之纲领也。

[杨注]　八脉者,奇经八脉也。督脉、任脉、冲脉、带脉、阴维、阳维、阴跷、阳跷也。八会者,即上文血会膈俞等是也。此八穴通八脉起止,连及八会,本是人之纲领也,如网之有纲也。

[吴注]　此复言八法八穴,通于奇经八脉与之始终,是为八会,本是针家纪

纲。诸经病变,不能出其范围也。尝见一注云:八会者,血会膈俞、气会膻中、脉会太渊、筋会阳陵、骨会大杼、髓会绝骨、脏会章门、腑会中脘,谓之八会。言似是而实非,有何始终连属,悖甚悖甚!

[评述] 本赋文之注,以吴氏为宜,王、徐、杨三家如出一辙,均误。吴注批判已详。按窦公八法流注、八穴统治213症,概括十二经脉,纪纲之言,盖指此也。

[原文] 十二经络十二原,是为①枢要。

[校勘] ① 为:《指南》《大成》《图翼》均同,《大全》作"一",《聚英》作"谓"。

[王注] 甲光明走乙肝,乙蠡沟走甲胆,丙腕骨走丁心,丁通里走丙小肠,戊丰隆走己脾,己公孙走戊胃,庚偏历走辛肺,辛列缺走庚大肠,壬飞扬走癸肾,癸大钟走壬膀胱,三焦与包络相为表里,此为十二原穴。

[徐、杨注] 十二经、十五络、十二原穴(杨注无"穴"字),俱注见前(杨注作"已注上文")。此言十二原者,乃十二经络出入门户之枢纽也(杨注作"枢要者,门户之枢纽也,言原出入十二经也")。

[吴注] 言取十二经别走之路,及十二经真气游行之原,是为枢机要法,守约施博之道也。

[评述] 此句赋文,即承前文论八脉交会八穴为纪纲,而此言十二经络有十二原穴为枢要。文句相对,意甚明了。王氏之注,杂乱寡要,衍错较多,虽《千金》《外台》有将五脏经"络穴"当作"原穴"记载,但六腑经"原穴"均仍本《灵枢》,未有闻阳经亦可以络为原者,悖甚悖甚矣。考之文献,金元时代有重视原穴之应用的学术流派,如王海藏有"拔原说"。本赋文前后两句,代表了当时两种学术思想,前句为重用八脉八穴的思想概括,后句是重视十二经原穴的"学派"代表。

[原文] 一日刺六十六穴之法,方见幽微。

[王注] 一日刺六十六穴之法,用甲、丙、戊、庚、壬五穴,每时相配乙、丁、己、辛、癸。一时十穴,五六三十。两手两足相对,共计六十六穴。

[徐、杨注] 六十六穴者,即子午流注井、荥、输、原、经、合也。阳干注腑,三十六穴;阴干注脏,三十穴,此成六十六穴。具载后(杨注"后"作"五卷")子午流注图中。此言经络一日一周于身,历行十二经穴,当此之时,流注(杨注"流"前有"酌取"二字)之中一穴用之,则幽微之理可见矣(杨注作"以见幽微之理")。

[吴注] 此子午流注孔穴法也。六阳经皆有井、荥、输、原、经、合,六六合三

十六穴。六阴经无原，以输代之，五六合三十穴，共成六十六穴。法以十干分主其日：甲日胆、乙日肝、丙日小肠、丁日心、戊日胃、己日脾、庚日大肠、辛日肺、壬日膀胱、癸日肾、三焦寄壬、包络寄癸。阳日阳病阳经，阴日阴病阴经，各以所旺日时，取穴开针，次第相生，周而后已，方外谓之周天针法。盖以百刻而后已也。其理玄奥，故曰幽微。

[评述]　此句赋文言子午流注针法，亦即按时取十二经五输穴法，所秉出自金阎明广《子午流注针经》。阎氏在该书上卷注释何若愚《流注指微赋》中"养子时刻，注穴必须依"一句赋文时指出：养子时刻注穴者，谓逐时干旺气注脏腑井荥之法也。每一时辰，相生养子五度，各注井、荥、输、经、合五穴；昼夜十二时，气血行过六十腧也。是每一穴血气分得一刻六十分六厘六毫六丝六息秒，此是一穴之数也，六十穴共成百刻（一昼夜之刻数）。故是一种"逐时按刻开穴"的方法，今人称为"养子流注开穴法"。对照原文出处，则王注所云有语焉不详不知所云之嫌，徐、杨、吴之注皆为"逐日按时开穴法"，均与赋文原意不合。该法目前应用者较少。盖由阎氏在注释赋文时，由于受注文的限制，仅举"甲戌"一时为例，释文不全，学者不知其全貌，故无法应用。兹据该书上卷注文并中卷"三阴阳流注总说"及"三焦心包络二经流注说"之义，补注而成下列两表（附表5、附表6）。

附表5　养子流注开穴法——十干时按刻开穴表

开穴/时干　　分钟	0~24	24~48	48~72	72~96	96~120
甲	窍阴	前谷	陷谷（丘墟）	阳溪	委中
乙	大敦	少府	太白	经渠	阴谷
丙	少泽	内庭	三间（腕骨）	昆仑	阳陵泉
丁	少冲	大都	太渊	复溜	曲泉
戊	厉兑	二间	束骨（冲阳）	阳辅	小海
己	隐白	鱼际	太溪	中封	少海
庚	商阳	通谷	临泣（合谷）	阳谷	足三里
辛	少商	然谷	太冲	灵道	阴陵泉
壬	至阴	侠溪	后溪（阳池、京骨）	解溪	曲池
癸	涌泉	行间	神门	商丘	尺泽

附表6　养子流注开穴法——十干日重见时纳穴按刻开穴表

日干支 / 开穴重见时干支 / 刻数		0～24	24～48	48～72	72～96	96～120
甲日	癸酉时	中冲	劳宫	大陵	间使	曲泽
丙日	乙未时					
戊日	丁巳时					
庚日	己卯时					
壬日	辛丑时					
乙日	甲申时	关冲	液门	中渚（阳池）	支沟	天井
丁日	丙午时					
己日	戊辰时					
辛日	庚寅时					
癸日	壬子时					

注：阳时气纳三焦，阴时血归包络。

上列两表，均将每一时辰分为5刻，每刻24分钟，逐刻递开一穴。附表5为十干时按刻所开五输穴。首开值时经的井穴，而后按"经生经""穴生穴"的原则，依次逐刻开各有关经的荥、输、经、合穴，阳时阳经开至输穴时，须返回（本）值时经，并开其原穴，称为"返本还原"。阴时阴经，开至输穴时，因阴经无原，故不须返本还原，单刺值刻开穴即可。附表6遇各日干日的重见时，如甲日的癸酉时，乙日的甲申时等，则阳时气纳三焦，阴时血归包络，按时干的阴阳，逐刻开三焦经或心包经的五输穴。

[原文]　一时取①十二经之原，始知要妙。

[校勘]　①《玉龙》《逢源》同，《大全》《大成》"十"前有"一"。

[王注]　一时平取十二经之原，亦可偏经而已矣。

[徐、杨注]　十二经原，注见于前（杨注作"俱注上文"），此言一时之中，当审此日是何经所主，当此之时，该取本日此经之原穴而刺之，则流注之法，玄妙始可知矣。

[吴注]　原者，三焦之气游行者也。用针者，以候气为要妙。候气之法，子时在手少阴，原曰神门；丑时在手太阴，原曰太渊；寅时在手少阳，原曰阳池；卯时在手阳明，原曰合谷；辰时在手太阳，原曰腕骨；巳时在手厥阴，原曰大陵；午时在

足少阴，原曰太溪；未时在足太阴，原曰太白；申时在足少阳，原曰丘墟；酉时在足阳明，原曰冲阳；戌时在足太阳，原曰京骨；亥时在足厥阴，原曰太冲。气穴广矣，独以此为生气之原，按时取刺，知要妙乃尔。

［李注］ 十二经之原歌云：甲出丘墟乙太冲，丙居腕骨阳池同，丁出神门大陵过，戊当胃脉冲阳通，己出太白庚合谷，辛原本注太渊空，壬归京骨是原穴，癸出太溪跟骨中。

［评述］ 此亦言子午流注针法，但为按时取十二经原穴法，为王海藏拔原法的按时应用，在金明时代成为按时选穴法之一大派系。本句赋文即反映当时这种思想。但具体用法，窦公限于赋文体裁，未作具体论述。后代注家，则仁智互见，各执一端。所注，王氏之文，简而不明。徐、杨二氏也仅指示原则，没有具体开穴方法。李氏秉徐、杨二氏之说，指明了十干日所主经脉与穴位，一日一经一穴，虽法简意明，但与赋文"一时"之义，仍有距离。吴氏之注，十二经纳支主时，本于《素问·五运行大论篇》，《经》云："子午之上，少阴主之；丑未之上，太阴主之；寅申之上，少阳主之；卯酉之上，阳明主之；辰戌之上，太阳主之；巳亥之上，厥阴主之。"是为"六气岁支司天"之说。查《针经指南》中有《手足三阴三阳表里干支配合》一节，窦氏注称"系昼夜百刻，十二时定体之图说"，其大意如下表（附表7）。

附表7　十二经合十二时定体表

表　经 纳　干 纳　支	手阳明 庚 卯	手少阳 丙☆☆ 寅	手太阳 丙 辰	足阳明 戊 酉	足少阳 甲 申	足太阳 壬 戌
纳　支 纳　干 里　经	丑☆ 辛 手太阴	巳 丁☆☆ 手厥阴	子☆ 丁 手少阴	未☆ 己 足太阴	亥 乙 足厥阴	午☆ 癸 足少阴

注："☆"者《指南》原手足倒错，今据《六集》改。"☆☆"者《指南》原作"甲""乙"，但又归属火性，因改为"丙""丁"。

上表说明窦氏另有十二经合十二时的定体方法，其中纳甲法与李注相同，应用时可改为应时定穴，即甲时取丘墟，乙时取太冲等。纳支法则可按吴注依次应时定穴。以窦氏原有"十二时定体"学说来解释窦氏赋文，则比较更能切合实际。

［原文］ 原夫补泻之法，非呼吸而在手指。

［王注］《经》云：宁失其穴，勿失其经；宁失其时，勿失其气。古人云：有八

法,弹、捻、循、扪、摄、按、爪、切,用此如神,故不再执呼吸也。

[徐、杨注] 此言补泻之法,非但呼吸,而在乎手之指法也。法分十四者:循、扪、提、按、捻、搓、盘、推、内、动、摇、爪、切、进、退、出、摄者是也。法则如斯,巧拙在人之活(杨注无"之活"两字),法备详(杨注作"详备")《金针赋》内。

[吴注] 呼吸之法,古人补泻恒用之。补者呼尽内针,候吸引针;泻者吸尽内针,候呼引针,此呼吸道也。然,所以为补泻者,不在呼、吸之间,而在乎手指动、退、推、内也。

[李注] 义见《宝命全形》《离合真邪》等论。

[评述] 本句赋文本自《难经·七十八难》,云:"补泻之法,非必呼吸出内针也。知为针者,信其左;不知为针者,信其右。当刺之时,先以左手压按所针荥输之处,弹而怒之,爪而下之,其气之来,如动脉之状,顺针而刺之。"故所谓"手指"之法。当指左手(押手)的操作方法而言。秦越人指出"先以左手压按所针荥输之处",即强调必先用押手,通过一定的操作方法使达到至气、催气、散气的目的。"爪法""切法""按法"等均用左手操作,至于"扪法""循法""摄法""弹法""刮法"等左右手皆可施行,也属手指之法范围。各家之注虽均着重"十四法"(即辅助手法),但却忽略《难经》强调"左手"操作的原意,故所注内容似嫌过于广泛。至于李注仅指明"呼吸补泻"的出处,未据赋文原意加注,则更为低劣。

[原文] 速效之功,要交正而识本经。

[徐、杨注] 交正者,如大肠与肺为传送之府,心与小肠为受盛之官,脾与胃为消化之宫,肝与胆为清净之位,膀胱合肾,阴阳相通,表里相应也。本经者,受病之经。如心之病,必取小肠之穴兼之,余仿此。言能识本经之病,又要认交经、正经之理,则针之功,必速矣(杨注后有"故曰:宁失其穴,勿失其经;宁失其时,勿失其气"四句)。

[吴注] 交正者,十二经别走、交会正经之蹊径,络脉是也。

[评述] 本句赋文诸家之注,均切文意,不复再议。

[原文] 交经缪刺,左有病而右畔取;泻络远针,头有病而脚上针。

[王注] 手足大病,左因右侵凌,右因左攻击。黄帝云:是动则病经气,更取所生者,病血络更然。故上下前后左右腹背,交经平刺也。

[徐、杨注] 缪刺者(徐注"者"作"也"),刺络脉也。右痛而刺左,左痛而刺右,此乃交经缪刺之理也。三阳之经,从头下足,故言头有病,必取足穴而刺之。

［吴注］　交经者，刺法与经脉左右相交也。《经》云：身有痛处而经不病者，行缪刺法。左病刺右，右病刺左，胸腹病刺四肢，缪其处也。所以然者，络病而经不病故也。凡缪刺之法，皆是泻络。泻络者远病而针，如头有病而脚上针，乃其道也。

［评述］　本两句赋文论"缪刺"与"远道刺"也。缪刺之名，首见于《内经》。《素问》设有专文——《缪刺论篇》，讨论缪刺的原理及具体方法。论中指出："夫邪之客于形也，必先舍于皮毛；留而不去，入舍于孙脉；留而不去，入舍于络脉；留而不去，入舍于经脉，内连五脏，散于肠胃，阴阳俱感，五脏乃伤。此邪之从皮毛而入，极于五脏之次也。如此则治其经焉。今邪客于皮毛，入舍于孙络，留而不去，闭塞不通，不得入于经，流溢于大络，而生奇病也。夫邪客大络者，左注右，右注左，上下左右，与经相干，而布于四末，其气无常处，不入于经俞，命曰缪刺……故络病者，其痛与经脉缪处，故命曰缪刺。"并说："凡刺之数，先视其经脉，切而从之……有痛而经不病者，缪刺之。"至于缪刺所取的穴位，由于病邪布于四末，所以一般取井穴治疗。同时《缪刺论》中还指出："因视其皮部有血络者，尽取之。"故亦可刺络放血或刺络穴。

泻络远针，则属《灵枢·官针》中"远道刺"范围。《官针》中说："远道刺者，病在上，取之下，刺府腧也。"明代张介宾注曰："谓足太阳膀胱经、足阳明胃经、足少阳胆经，十二经中，惟此三经最远，可以因上取下，故曰远道刺。"足三阳经均从头下走足，故窦公称："头有病而足上针。"赋文所指，盖本于此乎。诸家之注，虽有义近者，但均未道出其根源，未免美中有不足之处。

［原文］　巨刺与缪刺各异，微针与分①刺相通。

［校勘］　①分：《指南》《大全》《聚英》《大成》《图翼》均作"妙"，独《六集》作"分"。兹据《内经》原意，从《六集》改正。

［王注］　巨、微、妙，毫针之刺；缪交平而刺；巨，随气色而针之，故不同也。

［徐、杨注］　巨刺者，刺经脉也，痛在左而右脉病者，则巨刺之，左痛刺右，右痛刺左，中其经也。缪刺者，刺络脉也，身形有痛，九候无病，则缪刺之，右痛刺左，左痛刺右，中其络也。《经》云：左盛则右病，右盛则左病，亦有移易者，左痛未已，而右脉先病，如此者，必巨刺之，必中其经，非络脉也。故络病者，其痛与经脉缪处，故曰缪刺（见《素问·缪刺论篇》，杨注无）。此刺法之相同，但一中经、一中络之异耳。

微针者，刺之巧也；妙刺者，针之妙也。言两者之相通。

[吴注]　巨刺,刺大经也。痛在于左而右脉病者,则巨刺之。邪客于经,左盛则右病,右盛则左病,亦有移易。左痛未已而右脉先病,如此者必巨刺之,必中其经,非络脉也。缪刺解见上文。

微针者,刺微邪之针方,不伤大经者也。《经》曰:"刺微奈何?"曰:"按摩勿释,着针勿斥,移气于不足,神气乃得复。"(见《素问·调经论篇》)又曰:"我将深之,适人必革,精气自伏。"(亦见《素问·调经论篇》)皆刺微邪之针方也。九针之内,如镵针、锃针,皆此妙义。分刺者,刺分肉之间,不犯大经,恐伤经气也。微针亦不犯大经,不伤经气。两法虽殊,义相通也。

[评述]　"巨刺与缪刺各异"之注,诸家注释已详,兹据《素问·调经论篇》与《素问·缪刺论篇》之意,列表区别如下(附表8)。

附表8　巨刺与缪刺区别表

项目＼刺法	巨刺	缪刺
病　理	邪在于经	邪在于络
诊　断	病在于左而右脉病者	身形有痛而九候无病
刺的部位	左病取右侧的经穴,右病取左侧的经穴	取各经的井穴及皮部的血络,亦左取右,右取左

"微针与巨刺相通"之句,多数注家均秉《指南》作"与妙刺相通"解。考之《内经》,无妙刺之名。而"微针"之名,则见于《素问·调经论篇》,除徐注所引者,原文说:"刺微奈何? 岐伯曰:'取分肉间,无中其经,无伤其络,卫气得复,邪气乃索。'"刺"分肉间"适与《灵枢·官针》中"分刺者,刺分肉之间也"一语相合,故吴注作"与分刺相通",似更符合经义。

[原文]　观部分而知经络之虚实,视浮沉而辨脏腑之寒温。

[王注]　此言三部九候,刺虚实、寒热、表里也,而后刺法行焉。

[徐、杨注]　(上句)言针入肉分,则以天、人、地三部而进,必察其得气,则内外虚实而可知矣。又云:察脉之三部,则知何经虚,何经实也。(下句)言下针之后,看针气缓急,可决脏腑之寒热也。

[吴注]　此下两句以脉言,脉之部分:两寸有余,两尺不足,为经满络虚;两尺有余,两寸不足,为络满经虚。盖两寸为手太阴之经,两尺为手太阴之络故也。

周身经络有余不足,关准于此。脉来浮大,为阳为温,为病在腑,脉来沉细,为阴为寒,为病在脏。

[评述]　此两句赋文,诸注家均从脉诊立说,其实前句"观部分"当属望诊,后句"视沉浮"才是切脉。《素问·皮部论篇》称"皮有分部,脉有经纪","皮部以经脉为纪","诸经皆然","十二经络脉者,皮之部也","皮者,脉之部也",故"视其部中有浮络者……其色多青则痛,多黑则痹,黄赤则热,多白则寒,五色皆见,则寒热也"。此诊络脉皮部之色泽而知经络虚实之法也。后句"切脉",古人有切"人迎、气口(寸口)诊""三部九候诊"与单切"寸口诊"等多种切脉方法,从《内经》原文来看,以切"人迎、气口"与"三部九候诊"为多。兹将《灵枢·经脉》与《素问·三部九候论篇》中的切脉方法列表于下(附表9、附表10),以供参考。

附表9　《灵枢》十二经脉人迎气口脉诊表

经　名	实　证	虚　证
手太阴	寸口大三倍于人迎	寸口反小于人迎
手阳明	人迎大三倍于寸口	人迎反小于寸口
足阳明	人迎大三倍于寸口	人迎反小于寸口
足太阴	寸口大三倍于人迎	寸口反小于人迎
手少阴	寸口大再倍于人迎	寸口反小于人迎
手太阳	人迎大再倍于寸口	人迎反小于寸口
足太阳	人迎大再倍于寸口	人迎反小于寸口
足少阴	寸口大再倍于人迎	寸口反小于人迎
手厥阴	寸口大一倍于人迎	寸口反小于人迎
手少阳	人迎大一倍于寸口	人迎反小于寸口
足少阳	人迎大一倍于寸口	人迎反小于寸口
足厥阴	寸口大一倍于人迎	寸口反小于人迎

附注:至于手足同名经之区别,《灵枢·终始》中指出:凡手经有病的脉象,必躁劲有力;足经有病的脉象,必沉静细软。

附表10　《素问·三部九候论篇》脉诊表

三部	九候	所在经脉	脉诊部位	所候器官疾病
上部	天	足少阳胆经	悬厘穴处	头额病
	人	手少阳三焦经	和髎穴处	耳目病
	地	足阳明胃经	四白穴处	口齿病

三部	九候	所在经脉	脉诊部位	所候器官疾病
中部	天	手太阴肺经	经渠、太渊穴处	肺病
	人	手少阴心经	神门穴处	心病
	地	手阳明大肠经	合谷穴处	胸中病
下部	天	足厥阴肝经	阴廉穴处	肝病
	人	足太阴脾经	箕门穴处	脾病
	地	足少阴肾经	太溪穴处	肾病

上述切脉诊，《素问·三部九候论篇》还指出："必审问其所始病，与今之所方病，而后各切循其脉，视其经络浮沉，以上下逆从循之。"其中"视其经络浮沉"一语，其为窦公赋文后句所本者乎。

[原文]　且夫先令针耀，而虑针损；次藏口内，而欲针温。

[王注]　古人云：口温针暖，毋令针冷，与皮肉相合，故不损折也。

[徐、杨注]　言欲下针之时，必先令针光耀，看针莫有损坏。次将针含口内，令针温暖，与荣卫相接，无相触犯也。

[评述]　此两句文意甚明，注家亦无异说，恕不评议。

[原文]　目无外视，手如握虎，心无内慕，如待贵人。

[徐、杨注]　此戒用针之士，贵乎专心诚意，而自重也。令目无他视，如握虎恐有伤也。心无他想，如待贵人，恐有责也。《经》云：凡刺之道，必观其部，心无别慕，手如擒虎，犹待贵人，不知日暮，着意留心，不失其所，此之谓也（杨注自"《经》云"后无）。

[吴注]　言敬慎针事如此。

[评述]　此两句之文意，散见于《素问》各篇中，如"目无外视"句，意秉《素问·针解篇》"神无营于众物者，静志观病人，无左右视也"。"手如握虎"句，秉自同篇"手如握虎者，欲其壮也"句。"心无内慕，如待贵人"句，则秉自《素问·离合真邪论篇》中"如待所贵，不知日暮"。诸家之注，义理已详，毋庸再释。

[原文]　左手重而多按，欲令气散；右手轻而徐入，不痛之因。

[王注]　手法之原，先要左手在穴重按有准，右手轻捻至分寸，自不痛也。

[徐、杨注]　言欲下针之时，必先以左手大指爪甲，于穴上切之，则令其气

散，以右手持针，轻轻徐入，此乃不痛之因也。

[吴注] 欲令本经真气散去，不至伤损。穴中阴血不伤，故不痛。

[评述] 此两句乃强调针刺必须双手协作，乃能取穴有准，进针不痛。《灵枢·九针十二原》说："右主推之，左持而御之，气至而去之。"《小针解》中解释说："右主推之，左持而御之者，言持针而出入也。"故知双手协作，乃针刺要法，不可轻易弃之。

[原文] 空心恐怯，直、立、侧而多晕。背①目沉掐，坐、卧、平而没②昏。

[校勘] ① 背：《玉龙》《聚英》《大全》《大成》《六集》《图翼》均同，独《指南》作"闭"。② 没：《指南》《玉龙》《聚英》《大成》《六集》均同，而《大全》作"少"。

[王注] 此明用针规矩法式也。

[徐、杨注] （前句）空心者，未食之前，此言无刺饥人，其气血未足，则令人恐惧，有怕怯之心，或直立或侧卧，必有晕眩之咎也。（后句）此言欲下针之时，必令患人勿（杨注"勿"作"莫"）视所针之处，以手爪甲重切其穴，或卧或坐，而无昏闷之患也。

[吴注] 空心恐怯，则神失养，直立倚侧，则体失所依，晕之由也。背目则神不惊，沉掐则神内定，坐卧平则四体有所倚着，宜无昏闷。

[评述] 此两句赋文，述晕针之原因及防止晕针之措施。赋文论述甚明，注家发挥也较少。唯吴氏对其原理从"神气"之安定与否作解，更为深入。徐、杨之注将前句中"侧"字解释为"侧卧"也不如吴注释作"倚侧"为妥。

[原文] 推于十干、十变，知孔穴之开阖；论其五行、五脏，察日时之旺①衰。

[校勘] ① 旺：《指南》《玉龙》《聚英》《大全》《大成》《图翼》均同，而《六集》作"兴"。

[徐、杨注] 十干者，甲、乙、丙、丁、戊、己、庚、辛、壬、癸也。十变者，逐日临时之变也。备载灵龟八法之中，故得时为（杨注"为"作"谓"，下同）之开，失时为之阖。苟能明此，则知孔穴之得失也（杨注无此句）。

五行五脏，俱注见前（杨注"见前"作"上文"）。此言病于本日时之下，得五行生者旺，受五行克者衰。知（杨注"知"作"如"）心之病，得甲乙之日时者生旺，遇壬癸之日时者克衰。余皆仿此。

[**吴注**] 此以日时干支五行,推脏腑孔穴之开阖,乃候气法也。

[**评述**] 此两句系说明按阴阳五行的变化,结合经络气血理论,来按时刺灸和按时施治的原则。十干者,徐注已详,《十变》者,为汉代医书《难经》中多次提及。察其内容多为十天干夫妻相配,隔五相合,而化生五运的知识。即甲乙相合而化生土运;乙庚相合而化生金运;丙辛相合而化生水运;丁壬相合而化生木运;戊癸相合而化生火运。此就是《图翼》生成数的衍变,故称"五门十变"。这种五门十变理论运用在针灸学上,即《难经·六十四难》所阐发的"阴井乙木,阳井庚金"等的夫妻刚柔关系,已详前"但用八法五门,分主客而刺无不效"句。这种五门十变的理论是子午流注、灵龟八法推算开穴的基础,故窦公赋云乃尔。"五行五脏"句意本于《内经》。《素问·脏气法时论篇》说:"五行者,金、木、水、火、土也,更贵更贱,以知死生,以决成败,而定五脏之气,间甚之时,死生之期也。"《灵枢·经脉》中有当经脉之气终绝时,用五行相克的关系来判断预后的记载。如:手太阴气绝,丙笃丁死,火胜金也;手少阴气绝,壬笃癸死,水胜火也;足太阴气绝,甲笃乙死,木胜土也;足少阴气绝,戊笃己死,土胜水也;足厥阴气绝,庚笃辛死,金胜木也,等等。《脏气法时论篇》则进一步利用五行相生相克的关系来判断五脏病的起、愈、持、死关系,列表(附表11)如下。

附表11 《脏气法时论篇》五行法时刺病吉凶表

五脏病 \ 关系预后	当时者 起(好转)	我生者(子) 愈(痊愈)	生我者(母) 持(相持)	所不胜(克) 死(死亡)
肝病	甲乙(木)	丙丁(火)	壬癸(水)	庚辛(金)
心病	丙丁(火)	戊己(土)	甲乙(木)	壬癸(水)
脾病	戊己(土)	庚辛(金)	丙丁(火)	甲乙(木)
肺病	庚辛(金)	壬癸(水)	戊己(土)	丙丁(火)
肾病	壬癸(水)	甲乙(木)	庚辛(金)	戊己(土)

据此理论,金代医家盛行"日衰刑制刺病难愈"之说。金初何若愚在《流注指微论》中说,病于当日之下,受五行之刑制者,其病刺而难愈也。谓心病遇癸日,肝病遇辛日,脾病遇乙日,肺病遇丁日,肾病遇己日,小肠病遇壬日,大肠病遇丙

日,胃病遇甲日,胆病遇庚日,膀胱病遇戊日,斯皆本脏正气遇日下受制而气衰,刺病难愈故也。窦公之文,本于此乎。

[原文]　伏如横弩,应若发机。

[徐注]　此言用针之捷效,如射之发中也。

[杨注]　此言用针刺穴,如弩之视正而发矢,取其捷效,如射之中的也。

[吴注]　气未至而不应,则针偃伏如横置之弩,扣之不发;气至而应,则迎随补泻若发机焉,疾莫如之矣。

[李注]　言血气未应,针则伏如横弩,血气既应,针则退如发机。

[评述]　《灵枢·九针十二原》中有"知机之道者,不可挂以发,不知机道,叩之不发"之语。意指知道针刺时机的道理者,当经气已至,如箭在弦上,即时当发;不知道针刺时机的道理者,虽经气已至,伏如箭扣弦上,久不发射,以致错过时机。本句赋文该指此意。吴注是矣。

[原文]　阴交、阳别而定血晕;阴跷、阴①维而下胎衣。

[校勘]　① 阴:《指南》《玉龙》《大全》《聚英》《大成》均作"阳",《图翼》《六集》作"阴",今从后者。

[王注]　三阴之交与三阳别走,阴跷、阳维,皆治产难下胎血晕,此之谓也。

[徐、杨注]　阴交穴有二,一在脐下一寸,一在足内踝上三寸,名三阴之(杨注无"之"字)交也。此言(杨注作"言此")二穴,能定妇人之血晕。又言照海、内关(杨注作"外关")二穴,能下产妇之胎衣也。

[吴注]　(前句)此经刺法也。阴交,脐下一寸之阴交,足三阴、任、冲所会。阳别,即阳交,一名别阳,足少阳所发,在足外踝上七寸,阳维之郄,斜属三阳分肉间。言二穴留针,则任脉之虚阳不起,少阳上升之气归原,故可以定血晕。(后句)此络刺法也。阴跷谓照海,足少阴肾脉所发;阴维谓内关,手厥阴心主所发。经脉传注,以次相及,足少阴注手厥阴,一定之序也。肾系胞胎,刺照海则胞胎之气泄而不固;刺内关,则所以迎而夺之也。二穴泻其经气,故下胎衣。

[李注]　任脉阴交,脾经三阴交,膀胱经飞扬,皆主血病。肾经照海,三焦经外关,皆主胎病。

[评述]　王注过简,徐、杨之注亦未阐明其理。吴注义理兼释,当高出一筹。

[原文]　痹、厥、偏枯,迎随俾经络接续。

［王注］　风科有一痹,言风寒湿冷而为痹也,接续刺包焦诸穴。

［徐、杨注］　痹厥者,四肢厥冷麻痹也。偏枯者,中风半身不遂偏枯也。言治此症,必须接气通经,更以迎随之法,使血脉贯通,经络接续也。

［吴注］　痹、厥、偏枯,乃风、寒、湿三者为邪流于经络,经络不得接续而成病也。用针者,察病属于何经,须迎而夺之以祛其邪,随而济之以补其正,则病去而气血复矣。气血复其常,宁复有痹、厥、偏枯乎?

［评述］　此言痹、厥、偏枯之治法。盖痹、厥、偏枯者,针灸之常见病也。痹者,气不达为病,谓风、寒、湿三气杂至,经脉闭塞不通而成病。厥者,气逆上也,阳气衰于下则为寒厥;阴气衰于下则为热厥。营气循脉,卫气逆脉,乱于胫臂,则为四肢十二经之厥。虚邪贼风,袭中人体,则击仆而为偏枯。《内经》论之详矣。概而言之,经气不通,营卫失和而为病也。故窦公赋称治之宜用迎随之法,俾经气接续,而病可已矣。诸家之注,均能切中赋文之意。

［原文］　漏、崩、带下,温补使气血依归。

［王注］　女人血下有四:崩者急下,漏者点滴下,渗者浸浸而下,带者随便溺而下。荣卫气息安定,方可刺也。

［徐、杨注］　漏、崩、带下者,女子之疾也。言有此症,必须温针待暖以补之,使荣卫调和而归依也。

［吴注］　崩漏带下,乃气血虚寒所致,法宜温针补之,使气血依归,则崩漏带下之疾去矣。

［评述］　崩、漏、带下诸症,皆阳气不足之证。《素问·生气通天论篇》曰:"阳气者,卫外而为固也。"阳虚不摄阴液,血气虚寒,故崩漏而下,窦公昭示宜用温补之法,吴注意达为是。

［原文］　静以久留,停针待之。

［王注］　用针刺产难、崩漏、淹涎等病,皆可停针留法,罔不效也。

［徐、杨注］　此言下针之后,必须静而久停之。

［吴注］　针出速则病多反复,必久留其针,待病邪祛尽,经气平调,然后出针。此承上文而总结之也。

［评述］　此言痹、厥、偏枯,崩、漏、带下等病,皆须用留针之法,吴注已尽,不复再议。

［原文］　必准者,取照海治喉中之闭塞;端的处,用大钟治心内之

呆痴。

[王注] 照海通阴跷，足少阴经也，可刺喉闭；大钟走足太阳，可刺失心之病。

[徐、杨注] 照海等穴，俱载折量法中，故不重录。

[吴注] 此泻络远针之法也。照海肾经所发，肾经循喉咙，故主喉中闭塞；大钟少阴络，别走太阳者，少阴肾脉其支者络心，注胸中，故主心内呆痴。此亦远刺法也。

[评述] 吴注已详，不复他议。

[原文] **大抵疼痛实泻，痒麻虚补。**

[王注] 百病麻痹不仁、清冷者，虚也，可补之；疼痛者，实也，可泻之。

[徐、杨注] 此言疼痛者，热宜泻之以凉；痒麻者，冷宜补（杨注此后有"之"字）以暖。

[吴注] 诸疼痛者为邪气实，法宜泻；诸痒麻者为正气虚，法宜补。

[评述] 诸注已详，毋庸再议。

[原文] **体重节痛而输居，心下痞满而井主。**

[王注] 五门所主不同，井主心下满闷，荥主气热恍惚，输主体节疼痛，经主寒热喘嗽，合主气逆泄利也。

[徐、杨注] 输者，十二经中之输穴（杨注无"穴"字）；井者，十二经中之井也。

[吴注] 阳输木，阴输土，木主筋，筋根于节；土主肉，肉附于体，故体重节痛而取之于输。阳井金，阴井木，金为肺，肺病则腹郁，木为肝，本病则不得条达，故心下痞满而取之于井，两句义本《难经》。

[评述] 此两句赋文，秉自《难经·六十八难》："井主心下满，荥主身热，输主体重节痛，经主喘咳寒热，合主逆气而泄。此五脏六腑井、输、荥、经、合所主病也。"元滑寿注云："井主心下满，肝木病也，足厥阴之支，从肝别贯膈，上注肺，故井主心下满；荥主身热，心火病也；输主体重节痛，脾土病也；经主喘咳寒热，肺金病也；合主逆气而泄，肾水病也。"至其应用，《难经》以来，诸家之著，用者甚少，直至金代刘河间与张洁古创用之"接经法"，才有具体解释，兹列表（附表12）如下。

附表 12　接经法五输穴对症用穴表

脏腑	脉　　症	心下满 （井）	身热 （荥）	体重节痛 （输）	喘咳寒热 （经）	逆气而泄 （合）
胆	面青、善结、善怒，脉弦	足窍阴	侠溪	足临泣	阳辅	阳陵泉
肝	淋溲难、转筋，脉沉弦	大敦	行间	太冲	中封	曲泉
小肠	面赤、口干、喜笑，脉浮而洪	少泽	前谷	后溪	阳谷	小海
心	烦心、心痛、掌中热、哕，脉沉洪	少冲	少府	神门	灵道	少海
胃	面黄、善噫、善思、善味，脉浮缓	厉兑	内庭	陷谷	解溪	足三里
脾	腹胀满、食不消、倦息、嗜卧，脉沉缓	隐白	大都	太白	商丘	阴陵泉
大肠	面白、善嚏、悲愁不乐、欲哭，脉浮涩	商阳	二间	三间	阳溪	曲池
肺	喘咳、善恐、善欠，脉沉而涩	少商	鱼际	太渊	经渠	尺泽
膀胱	面黑、善恐、善欠，脉俱沉	至阴	足通谷	束骨	昆仑	委中
肾	泄下、足胫寒而逆，脉俱沉	涌泉	然谷	太溪	复溜	阴谷

　　河间、洁古和窦公同为金人，其学术思想类多相近，赋文所指，其是此乎。

[原文]　心胀、咽痛，针太冲而必除；脾冷、胃疼，泻公孙而立愈。

[吴注]　太冲，足厥阴肝脉所发，肝脉上贯肝膈，布胁肋，循喉咙之后，故主胸胀咽痛，此远刺法也。公孙，足太阴脾脉所发，别走阳明者，其经属脾络胃，故主脾痛胃疼。亦远道刺法也。

[原文]　胸满、腹痛刺内关，胁疼、肋痛针飞虎。

[徐、杨注]　飞虎穴即童门穴也，又云是支沟（杨注作"即支沟穴"），以手于虎口一飞，中指尽处是穴也。

[吴注]　内关，手厥阴心主脉所发，别走少阳，其经历三焦，故主胸满、腹痛，亦远道刺法也。飞虎，支沟也，以虎口交叉，中指飞到处是穴，故曰飞虎，手少阳

脉气所发。少阳行于身侧,其经历属三焦,故主胁疼、肋痛,亦远道刺法也。

[原文] 筋挛、骨痛而补魂门;体热、劳嗽而泻魄户。

[吴注] 魂门,足太阳经所发,肝之部也。肝主筋,肝病而筋挛、骨痛者,宜取之,此巨刺法。魄户,足太阳经所发,肺之部也,肺主气,肺病而体热劳嗽者,宜取之,亦巨刺法也。

[原文] 头风、头痛,刺申脉与金门,眼痒、眼疼,泻光明与①地五。

[校勘] ① 与:《指南》《玉龙》《大全》《大成》均同,独《六集》作“于”。

[吴注] 刺申脉于金门,言刺申脉于金门之分也。两穴相近,皆足太阳脉所发,足太阳之脉,起目内眦,上额交巅,从巅至耳上角,其直行者,入络脑,还出别下项,故主头风、头痛,此亦泻络远针之法也。光明、地五会,皆足少阳所发,光明为足少阳络,别走厥阴者,少阳之脉,起于目锐眦,故主眼痒、眼疼,亦泻络远针之法。

[原文] 泻阴郄止盗汗,治小儿骨蒸;刺偏历利小便,医大人水蛊。

[吴注] 阴郄,手少阴郄也。心血不足,则阳偏胜而生内热,令大人盗汗,小儿骨蒸,故泻阴郄以去内热,内热除则盗汗骨蒸去矣。亦泻络远针之旨。偏历,手阳明络,别走太阳者,其经属于大肠,大肠之间为阑门,主泌别清浊,故刺偏历则大肠气化而阑门通,小便利而水蛊愈矣。亦泻络远针法也。

[原文] 中风环跳而宜刺,虚损天枢而可取。

[吴注] 环跳,足少阳脉所发,少阳为木为风,故刺中风者宜取之,此巨刺法也。天枢,足阳明脉气所发,阳明居中土也,万物之母,五脏百骸莫不受真气而母之,故虚损者宜取天枢。刺而灼之可也。

[评述] 自上文“心胀、咽痛”始,至本段末句,为窦氏治病用穴之经验。窦氏治病用穴之经验,除在此略显示外,并可在其所著《玉龙歌》《通玄指要歌》中见到,应予互参。本段赋文皆举症见穴,浅近易懂,故王、徐、杨三氏均不予注释,唯吴氏举经络,以说明病理、治疗之关系,更使学者能深入了解窦公用穴之原理,义理均明,高出诸注家之上。

[原文] 由是午前卯后,太阴生而疾温;离左酉南,月朔①死②而速冷。

[校勘] ① 朔:《玉龙》《聚英》《大全》《图翼》均同,而《六集》作“魄”,《指南》

作"死期"。② 死：《六集》作"亏"。

[王注]　子、丑、寅三时者，阴中之少阳，不足为用也。午前卯后，乃辰、巳之时，阳中之老阳，可治万病之虚寒。酉、戌、亥三时，阴中之老阴，不足生发也。离左酉南，乃未、申之时，阳中之少阴，可治万病之烦躁者。温其虚寒，则针而补之，灸而呵之；冷其烦躁，则针而泻之，灸而吹之。以丈夫同室女，妇人比童子治之。

[徐、杨注]　此以月生死为期，午前卯后者，辰、巳二时也，当此之时，太阴月之生也，是故月廓空无泻，宜疾温之。离左酉南者，未、申二时也，当此之时，太阴月之死也，是故月廓盈无补，宜速冷之，将一月而比一日也。《经》云：月生一日一痏，二日二痏，（至）十五日十五痏，十六日十四痏，十七日十三痏，渐退至三十日一痏也（见《素问·缪刺论篇》）。月望已前谓之生，月望已后谓之死，午前谓之生，午后谓之死也。

[吴注]　午前卯后，三阳生旺之时，用针者，乘时取气而推内之则疾温矣。离左酉南，三阳气减之际，用针者，乘时迎而动退焉，则速冷矣。此以阴道右旋推之也。

[评述]　此论一日之中，午前阳生，宜温补，午后阳死宜冷泻也。亦按时针刺之方法，但较子午流注、灵龟八法为简捷。午前午后者皆为白天，是针刺多在白天进行，而黑夜阴盛，不宜针刺也。赋文之注，各家已详，不复置议。

[原文]　循、扪、弹、努、留、吸、母而坚长；爪、下、伸、提、疾、呼、子而嘘短。

[王注]　此言八法，虚补其母，实泻其子也。

[徐、杨注]　循者，用针之后，以手上下循之，使血气往来而已（杨注"而已"作"也"）。扪者，出针之后，以手扪闭其穴，使气不泄也。弹、努者，以手轻弹而补虚也。留、吸、母者，虚则补其母，须待热至之后，留吸而坚长也。爪下者，切而下针也。伸、提者，施针轻浮豆许曰提。疾、呼、子者，实则泻其子，务待寒至之后，去之速，而嘘且短矣。

[吴注]　以指循环于孔穴之上谓之循；既而摩之谓之扪；以指重搏孔穴谓之弹；孔穴赤起谓之努；静置其针谓之留；患人气入谓之吸；生我经穴谓之母；肉着于针谓之坚；闰息而永谓之长。言循、扪、弹、努、留、吸、母诸法，皆所以补虚，虚得其补则肉坚而息长矣。以甲掐取孔穴谓之爪；针随而入谓之下；引出豆许谓之伸；针起肉随谓之提；急出其针谓之疾；患人呵气谓之呼；所生经穴谓之子；肉不

着针谓之虚,声微气劣谓之短。言爪、下、伸、提、疾、呼、子诸法,皆所以泻实,实得其泻则经虚而息短矣。

[李注] 循、扪皆摩也;弹、努者着力之意;留、吸、坚、长,须待热至也;母者虚补其母也。爪、下者,掐穴令气血散,然后下针也;伸即提也;施针轻浮之谓疾;呼嘘短,去之速也;子者实泻其子也。

[原文] 动、退、空、歇、迎、夺、右而泻凉;推、内、进、搓、随、济、左而补暖。

[王注] 此明左右转针补泻,取手俯手仰法也。

[徐、杨注] 动退,以针摇动而退;如气不行,将针伸提而已;空歇,撒手而停针;迎,以针逆而迎夺,即泻其子也。如心之病,必泻脾胃之子,此言欲泻必施此法也。推内进者,用针推内而入也;搓者,犹如搓线之状,慢慢转针,勿令太紧;随,以针顺而随之;济,则济其母也。如心之病,必补肝胆之母。此言欲补必用此法也。

[吴注] 摇动其针谓之动;引针少出谓之退;不扪针痏谓之空;不复用针谓之歇;先邪取穴谓之迎;大泻其邪谓之夺;右旋其针谓之右。以上诸法皆所以泻其实而令热者凉也。持针力入谓之推,刺入穴分谓之内;渐次入深谓之进;指转其针谓之搓;后邪取穴谓之随;引气益之谓之济;左旋其针谓之左。以上诸法皆所以补虚而令寒者暖也。

[李注] 用针摇动而退,伸提空歇,以候气行,此谓泻法;推,推转,进针犹搓线之状,慢慢转针,此谓补法。

[评述] 以上四句赋文,言补泻之针刺手法。各家之注,仁智互见,均据己意而释,未查见原文出处,故多有离题之语。盖针刺手法就其形式而言,可分基本手法、辅助手法、复式手法三大类;就其作用来分,可别为催气、行气、补泻三类。本段赋文所论,盖辅助手法与补泻手法中之大要者。辅助手法,首载于《针经指南》,称为"手指补泻",盖其中某些手法,俱有补泻作用也。后代医家亦各有申述,所见略有不同。捻转补泻与迎随补泻,历代文献,载述纷歧,亦各有解释。有关这三种手法,本人已就其源流,撰文探讨,可参见拙著《针刺辅助手法的探讨》《有关"迎随补泻"手法的文献研究》与《有关"捻转补泻"手法的文献研究》三文(均收集在《陆瘦燕朱汝功论刺灸》中),为恐读者一时无法查见,特再补释于下:赋文中有关循、扪、弹、爪、动、退、进、搓,属于窦氏十四法的范围,兹据《针经

指南》列下。

循——循者,凡下针于穴部分经络之处,用手上下循之,使气血往来而已。

扪——扪者,凡补时,用手扪闭其穴是也。

弹——弹者,凡补时,可用大指指甲轻弹针,使气疾行也;如泻不可用也。

爪——爪者,凡下针用手指作用置穴,针有准也。

动——动者,如气不能行,将针伸提而已。

退——退者,为补泻欲出针时,各选退针一豆许,然后却留针,方可出之,此为退也。

进——进者,凡不得气,男外女内者,及春夏秋冬,各有进退之理,此为进也。

搓——搓者,凡令人觉热,向外似搓线之貌,勿转太紧,治寒而里卧针,依前转法,此为搓也。

盘——盘者,如针腹部,于穴内轻盘摇转而已,此之为盘也。

捻——捻者,以手捻针也,务要识手左右。左为补,右为泻,须慎记之。

按——按者,以手捻针,无得进退,如按切之状是也。

切——切者,凡欲下针,必先用大指指甲左右于穴切之,令气血宣散,然后下针,是不伤营卫故也。

摇——摇者,凡泻时,欲出针,必须动摇而出者也。

摄——摄者,下针如气涩滞,随经络上,用大指指甲上下切其气血,自得通行也。

努——努者,下针至地,复出人部,补泻务待气至;如欲上行,大指、次指捻住针头,不得转动,却用中指将针腰轻轻按之,四五息久,如拨弩机之状,按之在前,使气在后,按之在后,使气在前;气迟行,两手各持其针(按:此原文未列,他书亦归入十四法内,据《针灸问对》补入)。

此外,留(可作"徐"解)疾、呼吸、子母、动退(即动伸)与推内、迎夺与随济,右转与左转,均是补泻之法,详于下:

留(徐)疾——《灵枢·小针解》记载:"徐而疾则实者,言徐内而疾出也(补);疾而徐则虚者,言疾内而徐出也(泻)。"

呼吸——《素问·离合真邪论篇》:"吸则内针……候呼引针,呼尽乃去,大气皆出,故命曰泻……呼尽内针……候吸引针,气不得出……大气留止,故命曰补。"

子母——《难经·六十九难》:"虚者补其母,实则泻其子。"

动退(伸)与推内——《难经·七十八难》:"……顺针而刺之,得气,因推而内之,是谓补;动而伸之,是谓泻。"

迎夺与随济——《灵枢·小针解》:"迎而夺之者,泻也;追而济之者,补也。"参见前"要识迎随"句注文。各家释义详见《有关"迎随补泻"手法的文献研究》。

左转与右转——转针分别补泻之法,《内》《难》不载,系后代针家所发挥,其法首见《子午流注针经》,后杨继洲解释说:"左转从子,能外行诸阳;右转从午,能内行诸阴。"所以左补右泻,此乃以阴阳为主立说者。详参《有关"捻转补泻"手法的文献研究》。

[原文] 慎之!大患危急①,色脉不顺而莫针。寒热风阴,饥饱醉劳而切忌。

[校勘] ① 急:《指南》同,而《玉龙》《大全》《聚英》《大成》《图翼》均作"疾"。

[王注] 天有六气,阴、阳、风、雨、晦、明;地有六邪,风、寒、暑、湿、温、燥;人有六情,喜、怒、哀、乐、好、恶,共十八事,皆禁忌不可针。

[徐、杨注] 慎之者,戒之也。(前句)此言有危笃之疾,必观其形色,更察其脉,若相反者,莫与用针,恐劳而无功,反获罪也。(后句)此言无针大寒、大热、大风、大阴雨、大饥、大饱、大醉、大劳,凡此之类,决不可用针,实大忌也。

[吴注] 病人色脉相生者吉,色脉相克者凶,不可施针治。寒热风阴,天气之乖和也;饥饱醉劳,人气之乖和也,如是者,皆不宜刺。

[评述] 此窦公言病人病理与生理上有异常时,不可针刺,以防发生意外。诸家所说各异,其中王氏创天、地、人三者十八事禁忌说,未能查见其所本。徐、杨氏主形、色、脉象相反说,本自《内经》。吴氏以五行生克之理,主色、脉生克说,亦据古意。考之《素问·刺禁论篇》与《灵枢·经络》中有"十二禁之论",凡大怒、大恐、大劳、大醉、大饥、大饱、房事、车舟之后为生理上异常,均不宜刺,此盖赋文后句所秉。《灵枢·五禁》中有形气不足、气血大伤者不可刺五条,脉症不符之逆症五条,以及重危症(十五日死之逆症,与一日死之逆症)十条,(病理异常)均不可刺。盖即赋文前句所指。各家注文均未指明其本源,未免美中不足。

[原文] 望不补而晦不泻;弦不夺而朔不济。

[王注] 望日魂魄皆满,血气坚盈,不可补也。晦日月空已尽,人气已衰,不

可泻也。朔日月会也，月之阴魄未成，日之阳魂始生，人气亦然，故不可泻也。上弦月始生，气血始结，卫气始行，不可夺也。下弦月始减，人气血亦空，不可迎也。古圣有云：针刺之法大禁，一月之内晦、朔、弦、望四日，谓之四忌。

[徐、杨注] 望，每月十五日也。晦，每月三十日也。弦，有上弦、下弦，上弦，或初七，或初八；下弦，或二十二，或二十三也。朔，每月初一日也。凡值此日，不可用针施法也，暴急之疾，岂可拘于此哉？

[吴注] 人身营气，与太阴同其盈亏。故当其盈而补，是谓重实，令人络有留血；当其亏而泻，是谓重虚，令人益困。

[李注] 如非急症，不可犯此日忌。

[评述] 此言一月之中补泻之宜忌。义本《素问·八正神明论篇》："月始生，则血气始精，卫气始行。月廓满，则血气实，肌肉坚。月廓空，则肌肉减，经络虚，卫气去，形独居。是以因天时而调血气也。""月生无泻，月满无补，月廓空无治，谓得时而调之……月生而泻，是谓藏虚。月满而补，血气扬溢，络有留血，命曰重实。月廓空而治，是谓乱经。"王、徐、杨三氏之注，虽对月之望、晦、弦、朔解释详尽，但结论称"谓之四忌"或称"不可施针法"，与窦公原意不可乱施补泻有出入，唯吴氏之注较为妥帖。

[原文] 精其心而穷其法，无灸艾而坏其皮。

[王注] 灸不当其穴，损伤荣血，肝也。

[徐、杨注] 此言灸也，勉医者宜专心究其穴法，无误于著艾之功，庶免干犯于禁忌，而坏人之皮肉也。

[吴注] 脉证为寒、为积、为气虚，胃弱者，宜灼艾；为风、为火、为热、为血虚，不宜灼艾。

[评述] 此论施灸当先明其穴法、宜忌，徐、杨、吴三氏之注，有互相补充之用，宜互参之。

[原文] 正其理而求其原，免投针而失其位。

[王注] 刺不中其法，丧败卫气。位者，胃也。

[徐、杨注] 此言针也，勉学者要明其针道之理，察病之原，则用针不失其所也。

[吴注] 病有理有原，必正其理，求其原，何者宜针经，何者宜针络。不然，投针失位，无益也。

［评述］ 此论施针当先求其病理、病因、病位，而后可针到其位。徐、杨、吴三氏之注均宜。

［原文］ 避灸处而和①四肢，四十有九②，禁刺处而除六俞，二③十有二。

［校勘］ ① 和：《指南》《玉龙》《大全》《六集》均同，而《大成》《聚英》作"加"。② 九：《指南》《玉龙》《大全》《聚英》《大成》均同，而《图翼》作"七"，《六集》作"六"。③ 二：《大全》《聚英》《大成》《图翼》均同，而《六集》《指南》作"三"，《玉龙》作"一"。

［王注］ 忌针灸之穴，见《针经》第四卷。

［徐、杨注］ 禁灸之穴四十五，更和四肢之井，共四十九也；禁针之穴二十二，外除六腑之俞也，俱载于前（杨注无此句）。（按：徐注禁灸穴四十五，禁针穴二十二，详见《大全》"禁针穴歌"与"禁灸穴歌"。）

［吴注］ （禁刺穴）中心、中肺、中肝、中脾、中肾、中膀胱、中胆、中膈、跗上、阴股、面中、客主人、脑户、膝膑、郄中、膺中、气街、太渊血、缺盆、乳房、乳中、云门、脐中、少阴血、鸠尾、神庭、顖息、左角、人迎、足下中脉、石门、伏兔、会阴、脊髓、承筋、肘内陷、然谷、横骨、青灵、五里、眶上陷、面承泣、三阳络、关节液出、腋胁内陷、孕妇三阴交。

（禁灸穴）头维、承光、脑户、下关、殷门、丝竹空、人迎、承泣、脊中、乳中、气街、白环俞、渊液、经渠、鸠尾、四白、阳关、石门（女子禁）、大府、伏兔、瘈脉、哑门、风府、地五会、素髎、睛明、迎香、禾髎、颧髎、心俞、阴市。

［评述］ 此两句赋文，论述禁针和禁灸穴之数。由于历代文献记载各有出入，故转载时穴数也有不同。更由于近代之针具与针法，灸具与艾炷均有所改进，故大部分禁针、禁灸穴可以解禁。古代所列禁针、禁灸穴，仅供参考。

［原文］ 抑又闻高皇抱疾未瘥，李氏刺巨阙而得①苏。

［校勘］ ① 得：《玉龙》同，《大全》作"复"，《大成》《逢源》作"后"。

［吴注］ 高皇，金之高皇。李氏，今不能考。巨阙，心之募也，主五脏气相干，卒心痛，尸厥，此巨刺也。

［评述］ 李氏治高皇之事，未见于正史。查《魏书》有"李修，字思祖，太和中，常在禁内。高祖文明太后有大豫，修持针药，治多有效"的记载，然未提及针

"巨阙"一事,未知是否指此而言。

[原文] 太子暴死而^①厥,越人针维会而复醒。

[校勘] ① 而:《指南》同,《玉龙》《大全》《大成》等均作"为"。

[吴注] 太子,虢太子。越人,卢医秦越人也。史称虢太子病尸厥,扁鹊为之刺三阳五会,有间太子苏,则百会穴也。此云维会,则非百会。《针经》云:脐中,一名维会。谓扁鹊当时取此穴耳。盖人之生,尝以此穴受母之气,刺家能取此穴,调其厥逆,使之冲和,亦何嫌于刺哉。脐中为是,古之神良,固未尝以禁刺胶固也。

[评述] 扁鹊治虢太子尸厥一事,详载《史记·扁鹊仓公列传》,吴注所引者是也。至维会为神阙之别名,晚见于明代文献。近人王竹斋《针灸经穴图考》亦称"百会"为"维会"。《史记》明文称"取三阳五会"者,百会也。今窦公称"针维会",意犹相近,或为"五会"之勘误。吴氏释"维会"为"神阙",则去太史公文甚远,是否有当,存疑待考。

[原文] 肩井、曲池,甄权刺臂痛而复射。

[吴注] 鲁州刺史库狄嵚患风痹,甄权取此二穴刺之,立能援弓引射,亦经刺也。

[评述] 甄权,隋末唐初人,生于公元540～643年,据《旧唐书·甄权传》记载:"许州扶沟人也……隋鲁州刺史库狄嵚苦风患,手不得引弓,诸医莫能疗。权谓曰但将弓箭向垛,一针可以射矣。针其肩髃一穴,应时即射。"窦公赋称刺肩井、曲池,盖恐误传。

[原文] 悬钟、环跳,华佗刺躄足而立行。

[吴注] 悬钟为络刺,环跳为经刺,皆足少阳经所发,足少阳为甲木,故主风,能治躄足。

[评述] 华佗,字元化,汉末三国时人,生于公元?～208年。《后汉书》《三国志》均有传记,乃沛国谯(今安徽亳县)人。其行医事记载甚多,擅外、内、妇、儿、针灸各科。然其针悬钟、环跳愈躄足之事,未查见史册,存疑待考。

[原文] 秋夫针腰俞而鬼免沉疴;王纂针交俞而妖精立出。

[吴注] 医文从巫,以其通于鬼神也。故治鬼出妖,不为幽妄。圣人不语,术士传焉。余煮针方中,主以五毒。五毒者,官桂、川乌、鬼臼、狼毒、自然铜也。

复用真人手符，为降魔驱妖计也。交俞，非古穴，说者以为人中、三阴交，近是。

[评述] 秋夫，徐姓，南朝人，为当时徐氏世医之后，父徐熙。《南史·张邵传》中对其事迹有记载，《江南通志》中亦载其事，谓："为射阳令时，夜闻鬼声，呻吟甚苦，叱问之曰：身是斛律斯。虽死患腰痛，闻君善医，求拯拔。徐曰：汝鬼也，术何从施？曰：以草束形，呼我名治之。如其言，下二针，里人夜闻鬼来谢云：疾已愈。"

王纂，北宋人。据《古今医统》载为"海陵人，习览经方，尤工针石，远近知其名，所疗多效。初，嘉祐中，有女人被妖惑，纂为针，妖狐即从女衾中逃窜，女病遂愈"。

按此二例系古代民间传说，虽正史所载，亦未可轻信，盖方术者故神其技而杜撰者也。

[原文] 刺肝俞与命门，使瞽士视秋毫之末。

[吴注] 肝俞，足太阳脉气所发，肝气于此转输，故曰肝俞。目为肝之窍，故刺之。命门，非督脉之命门，亦非任之命门。《灵枢·根结》曰："命门者，目也。"谓睛明穴，此治外障法也。治内障者宜刺睛中穴。其法候于暑月，先以凉水沃之，以凝其血；次用三棱针开穴，继以黄金毫针刺入，拨出内障，五年十年不见物者，立能见物，复明如旧。其刺始于龙木禅师，详载《大藏经》中。神妙，神妙者也。所以必用凉水者，非水凉则血不凝，能令血贯瞳人，不能复治矣。如凉水不足，为患亦同。故于将出针时，宜更以凉水沃之。所以候暑月者，非暑月不足以胜凉水故也。识之慎之！刺睛中穴法，附前《神照集》。

[评述] 本段赋文言治目视不明之法，吴氏注之已详，不复评议。刺肝俞、命门治瞽士之说，未查见古籍文献，近代医家王竹斋氏在《针灸腧穴图经》"肝俞穴"条中载有"王纂针肝俞、命门二穴，使瞽士视秋毫之末"一语，称出自《宋史》，但未查见，存疑待考。

[原文] 取少阳与交别，俾聋夫听夏蚋之声。

[吴注] 取少阳，取其结于耳者，翳风是也，为手、足少阳之会。交于手少阳者为内关，别于手少阳者为外关；交于足少阳者为蠡沟，别于足少阳者，为光明。外关与内关平等，光明与蠡沟亦平等，皆一针可取二穴者也。手、足少阳脉皆入耳，故治耳聋。此亦泻络远针之法。

[评述] 此言治耳聋之穴。《灵枢·根结》中说："少阳结于窗笼。窗笼者，

耳中也。"马元台云："谓听宫穴也。"《灵枢·卫气》称："窗笼者,耳也。"则少阳之结,只能释为"耳"或"听宫"。吴氏释为翳风,又有不周。至于"交别"之义,释作表里经络脉互走,亦无不可;一作"阳池"者,属原穴,不取。

[原文] 嗟夫!去圣愈远,此道渐坠,或不得意而散其学,或恣①其能而犯禁忌。愚庸智浅,难契于玄言,至道渊深,得之者有几。偶述斯言,不敢示诸明达者焉,庶几乎童蒙之心启。

[校勘] ① 恣:《大全》《大成》同,《玉龙》作"炫",《逢源》作"幸"。

[徐注] 此先师叹圣贤之古远,针道之渐衰,理法幽深,难造其极。复以谦逊之言以结之。知一二而自矜自伐者,岂不愧哉!

[评述] 此窦公赋文之结尾语,徐注已备详,不复评述。